DET GLAD SKIN KØKKEN

100 opskrifter til at nære din hud indefra og ud

Victor Mattsson

Copyright materiale ©2024

Alle rettigheder forbeholdes

Ingen del af denne bog må bruges eller transmitteres i nogen form eller på nogen måde uden korrekt skriftligt samtykke fra udgiveren og copyright-indehaveren, bortset fra korte citater brugt i en anmeldelse. Denne bog bør ikke betragtes som en erstatning for medicinsk, juridisk eller anden professionel rådgivning.

INDHOLDSFORTEGNELSE _

INDHOLDSFORTEGNELSE _..3
INTRODUKTION..8
MORGENMAD OG BRUNCH..10
1. BOGHVEDE CREPES...11
2. HELBREDENDE MORGENMAD LASSI......................................13
3. HIRSE VAFLER...15
4. TOFU OG GRØNKÅL SCRAMBLE..17
5. FRUGT OG QUINOA PROTEINHAVRE.......................................20
6. ÆBLE KORN..22
7. BLOMKÅLSFYLDT PARATHA..24
8. PARATHA FYLDT MED SPINAT...26
9. HELBREDELSE AF REVNET HVEDE MED CASHEWNØDDER........28
10. SPLIT GRAM & LINSE CRÊPES...31
11. HELBREDENDE KIKÆRTEMEL CRÊPES...................................34
12. CREME OF RICE CRÊPES..37
13. MASALA TOFU SCRAMBLE...40
14. KARAMELLEFRØ PANDEKAGER _..42
15. HEALING ABRIKOS & BASILIKUM SMOOTHIE.........................44
16. JAGGERY PANDEKAGER...46
17. VALNØDDEGRØD...48
18. KANEL QUINOA MED FERSKNER..50
19. QUINOAGRØD...52
20. HELBREDENDE TE..54

21. ARTISKOK VAND..56
22. GYLDEN MANDEL- OG GURKEMEJEMÆLK...................58
FORRET OG SNACKS..60
23. OKRA OG AGURKEBID...61
24. SØDE KARTOFLER MED TAMARIND................................63
25. MANDELSTÆNGER...65
26. FIGEN FYLDTE PÆRER..67
27. KRYDDERIKUGLER..69
28. SELLERI SNACK..71
29. SPIRULINA BOLDE..73
30. P , P OG P SNACK..75
31. LØG KIKS..77
32. GUL BLOMKÅL , PEBERSALAT..79
33. KRYDRET KOMFUR POPCORN......................................81
34. MASALA PAPAD...83
35. RISTEDE MASALA NØDDER...85
36. CHAI-KRYDREDE RISTEDE MANDLER OG CASHEWNØDDER.......87
37. KRYDREDE KIKÆRTEPOPPERS......................................89
38. BAGTE GRØNTSAGSFIRKANTER....................................91
39. KRYDREDE SØDE KARTOFFELFRIKADELLER..................94
HOVEDRET: GRØNTSAGER..97
40. KRYDRET TOFU OG TOMATER......................................98
41. SPIDSKOMMEN KARTOFFEL HASH..............................101
42. SENNEPSKERNEKARTOFFELHASH...............................103
43. HELBREDENDE P EA OG HVIDKÅL _............................105
44. KÅL MED SENNEPSFRØ OG KOKOS.............................107

45. STRINGBØNNER MED KARTOFLER..109
46. AUBERGINE MED KARTOFLER..111
47. MASALA ROSENKÅL...114
48. GRÆSK BLOMKÅL..116
49. CREMET ZUCCHINIPASTA..118
50. ZUCCHINI MED GRÆSKARPESTO..120
51. DILLED ZUCCHINI PILAF..122
52. COUSCOUS CREMINI PILAF..124
53. HEALING ASPARGES RISOTTO..127
54. BULGUR MED GRÆSKARSAUCE...130
HOVEDRET: BÆGGER OG KORN...132
55. BÆLGPLANTE STREET SALAT..133
56. MASALA BØNNER OG GRØNTSAGER.................................135
57. HEL BØNNESALAT MED KOKOSNØD..................................137
58. KARRYBØNNER ELLER LINSER..139
59. LINSER MED KARRYBLADE...142
60. GOAN LINSE KOKOSNØD KARRY..145
61. CHANA MASALA BÆLGFRUGTER.......................................148
62. LANGSOMT KOGTE BØNNER OG LINSER..........................151
63. CHANA OG SPLIT MOONG DAL MED PEBERFLAGER.......153
64. BRUNE RIS OG ADZUKI BEAN DHOKLA.............................156
65. MUNGBØNNER OG RIS MED GRØNTSAGER.....................159
66. STEG GRØNTSAGER..161
67. SPANSKE KIKÆRTER OG PASTA..163
68. PASTA UDEN KUPPEL..166
69. BRUN RIS RISOTTO..168

70. QUINOA TABBOULE EH...170

71. HIRSE, RIS OG GRANATÆBLE...172

HOVEDRET: KARRIER...174

72. GRÆSKARKARRY MED KRYDREDE FRØ...................................175

73. OKRA KARRY..178

74. VEGETABILSK KOKOS KARRY..180

75. GRUNDLÆGGENDE GRØNTSAGSKARRY................................182

76. BLACK EYE BEAN OG KOKOSNØD KARRY..............................184

77. BLOMKÅL KOKOS KARRY..187

78. BLOMKÅL OG KARTOFFELKARRY...189

79. KARTOFFEL, BLOMKÅL OG TOMATKARRY.............................191

80. BLANDET GRØNTSAGS- OG LINSEKARRY..............................193

81. TOMAT KARRY...195

82. HVID GRÆSKAR KARRY...197

83. KARRY VINTERMELON...199

84. SAMBHAR-INSPIRERET KARRY MED KOMFUR.......................201

85. PUNJABI KARRYBØNNER OG LINSER.....................................204

86. SPINAT, SQUASH & TOMAT CURRY..207

DESSERTER...210

87. CAROB MOUSSE MED AVOCADO..211

88. KRYDRET MORBÆR OG ÆBLER..213

89. SYRLIG GULERODSKAGE...215

90. TRANEBÆRCREME..217

91. BANAN , GRANOLA & BERRY PARFAITS.................................219

92. BLÅBÆR & FERSKEN SPRØD...221

93. HAVREGRØD BRÛLÉE..223

94. ASSORTEREDE BÆR GRANITA..225
95. VEGANSK USØDET GRÆSKAR-IS...227
96. FROSSEN FRUGTIG CREME...229
97. AVOCADO BUDDING...231
98. CHILI OG VALNØDDERULLER...233
99. HELBREDENDE ÆBLETÆRTE..235
100. MAKRONER MED KOKOS OG APPELSINVAND.......................238
KONKLUSION..240

INTRODUKTION

Træd ind i "DET GLAD SKIN KØKKEN", et rige, hvor kulinariske lækkerier møder hudpleje, og tilbyder dig 100 opskrifter designet til at nære din hud indefra og ud. Denne kogebog er din guide til at udnytte kraften i sunde ingredienser, superfoods og ekspertudviklede opskrifter for at fremme strålende, sund hud. Tag med os, når vi begiver os ud på en rejse for at opdage krydsfeltet mellem ernæring og hudpleje, hvilket skaber en harmonisk blanding, der forbedrer dit velvære og skønhed.

Forestil dig et køkken fyldt med levende frugter, grøntsager og næringsstoffyldte ingredienser, der hver især er valgt til at understøtte din huds sundhed og vitalitet. "DET GLAD SKIN KØKKEN" er ikke bare en samling af opskrifter; det er en holistisk tilgang til hudpleje, der anerkender vigtigheden af at nære din krop indefra. Uanset om du søger at løse specifikke hudproblemer, booste din generelle teint eller blot forkæle dig med lækre og hudelskende måltider, er disse opskrifter lavet til at forvandle dit køkken til et tilflugtssted for strålende og glad hud.

Fra antioxidantrige smoothies til kollagenforstærkende salater og fra omega-3-pakkede hovedretter til lækre desserter med hudforbedrende egenskaber, hver opskrift er en fejring af synergien mellem ernæring og hudpleje. Uanset om du er en hudplejeentusiast eller en madelsker, der er ivrig efter at udforske skønhedsfordelene ved dine måltider, er "DET GLAD SKIN KØKKEN" din foretrukne ressource til at skabe en hudplejerutine, der starter på din tallerken.

Slut dig til os, når vi dykker ned i en verden af skønhedsforstærkende fødevarer, hvor hver ret er et vidnesbyrd om ideen om, at sund, strålende hud begynder med de valg, du træffer i dit køkken. Så saml dine næringsrige ingredienser, omfavn kraften i mad som medicin, og lad os nære vores vej til glad, glødende hud med "DET GLAD SKIN KØKKEN".

MORGENMAD OG BRUNCH

1. Boghvede crepes

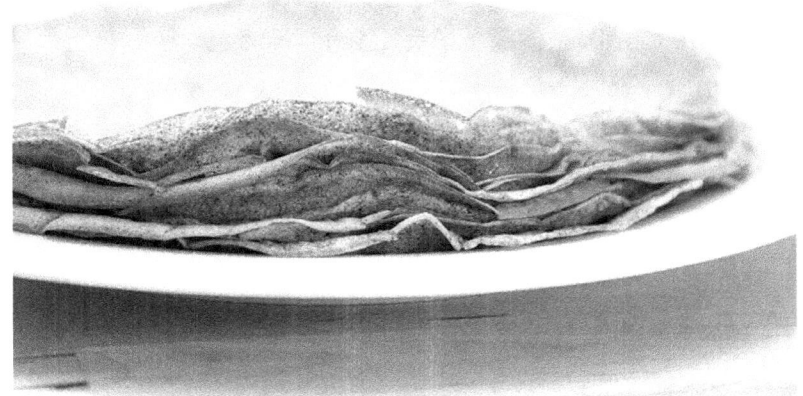

Gør: 3 crepes

INGREDIENSER:
- ½ kop vand
- ¼ teskefuld ingefærpulver
- 1 tsk malet hørfrø
- ½ kop boghvede
- ½ tsk kanel
- Vegansk smør til madlavning

INSTRUKTIONER:
a) Bland alle ingredienser i en skål. Lad blandingen sidde i 8-10 minutter.
b) Når du er klar til at lave mad, kom vegansk smør på en pande ved middel varme.
c) Tag tre spiseskefulde dej og fordel den tyndt med bagsiden af en ske.
d) Når der begynder at komme bobler på oversiden, vend forsigtigt crepen og kog den anden side i et par minutter.

2. Helbredende morgenmad Lassi

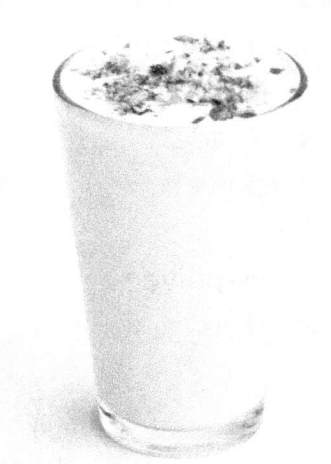

Giver: 2 portioner

INGREDIENSER:
- ½ kop kokos-mandel yoghurt
- ½ kop renset filtreret eller kildevand
- 1 udstenet Medjool daddel
- knivspids gurkemejepulver
- knivspids kanelpulver
- knivspids kardemommepulver
- 3 safranstigmas valgfrit

INSTRUKTIONER:
a) Kom alle ingredienser i en blender og blend i 2 minutter, indtil det er glat.
b) Drik straks.

3. Hirse vafler

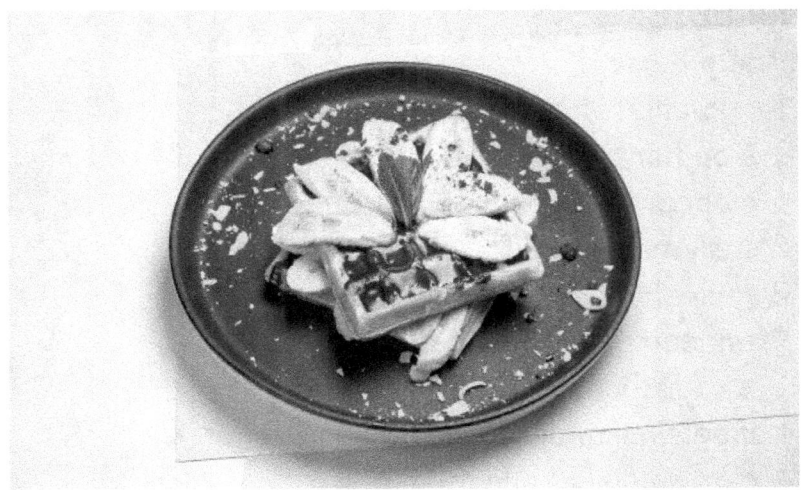

Gør: 4

INGREDIENSER:
- 1 c op hirse
- 1 c op uristet boghvede
- ¼ c op hørfrø
- ¼ c oprevet usødet kokosflager
- 2 spsk melasse eller agave
- 2 spiseskefulde uraffineret kokosolie
- ½ tsk salt
- 1 tsk stødt kanel
- 1 appelsinskal
- ¼ c op solsikkekerner
- Chokolade sirup

INSTRUKTIONER:
a) Læg hirse, boghvede og hør i et fad og tilsæt vand; lad stå natten over og dryppe af.
b) Kom kornene i en blender med nok vand til at dække kornene.
c) Bland de resterende ingredienser, undtagen solsikkekernerne.
d) Blend til en tyk dej.
e) Kom lidt dej i en varm vaffelmaskine.
f) Drys dejen med solsikkekerner, og bag efter producentens anvisninger.
g) Server med eller uden dine yndlings toppings.

4.Tofu og Grønkål scramble

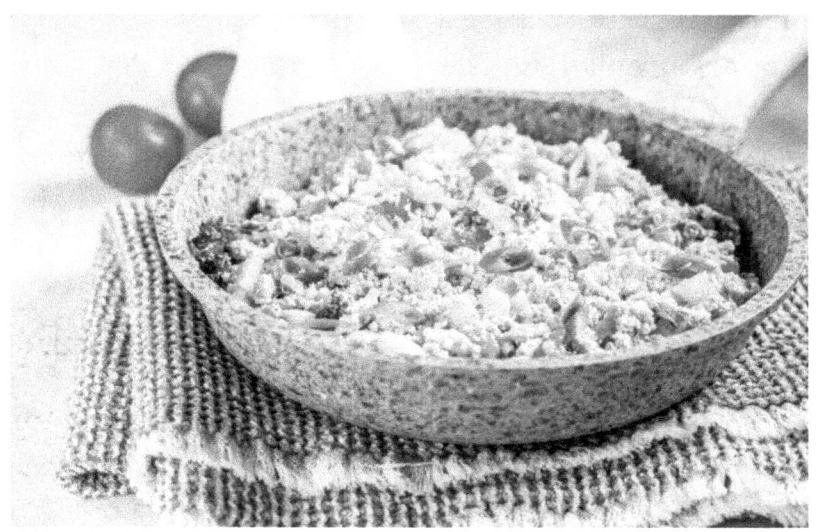

Gør: 2

INGREDIENSER:
- 2 kopper grønkål, hakket
- 2 spsk olivenolie
- 8 ounces ekstra fast tofu, drænet og smuldret
- ¼ rødløg, skåret i tynde skiver
- ½ rød peber, skåret i tynde skiver

SOVS
- Vand
- ¼ spiseskefulde gurkemeje
- ½ spsk havsalt
- ½ spsk stødt spidskommen
- ½ spsk hvidløgspulver
- ¼ spiseskefulde chilipulver

TIL SERVERING
- Morgenmadskartofler eller toast
- Salsa
- Koriander
- Stærk sovs

INSTRUKTIONER:
SOVS
a) Kombiner de tørre krydderier i et fad med nok vand til at lave en hældbar sauce. Læg til side.
b) Varm olivenolie i en gryde og sauter løg og rød peber.
c) Rør grøntsagerne i og smag til med et strejf af salt og peber.
d) Kog i 5 minutter, eller indtil det er blødt.

e) Tilsæt grønkål og læg låg på i 2 minutter for at dampe.
f) Flyt grøntsagerne til den ene side af gryden og tilsæt tofuen.
g) Efter 2 minutter tilsættes saucen, og der røres hurtigt for at fordele saucen jævnt.
h) Kog i yderligere 6 minutter, eller indtil tofuen er let brunet.
i) Server med morgenkartofler eller brød.

5.Frugt og Quinoa proteinhavre

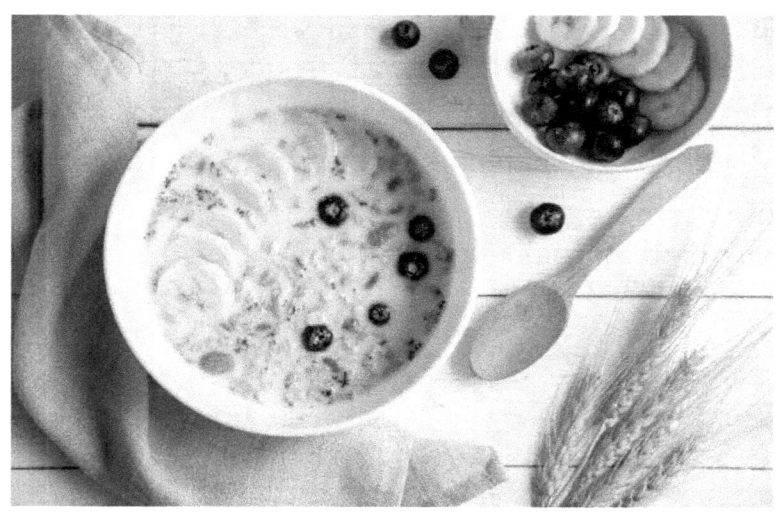

Gør: 1

INGREDIENSER:
- ¼ kop glutenfri havregryn i flager
- ¼ kop kogt quinoa
- 2 spsk naturlig vanilje vegansk proteinpulver
- 1 spsk stødt hørfrø
- 1 spsk kanel
- ¼ banan, moset
- Et par dråber flydende stevia
- ¼ kop hindbær
- ¼ kop blåbær
- ¼ kop fersken i tern
- ¾ kop usødet mandelmælk

Toppings:
- ristet kokosnød
- mandelsmør
- mandler
- tørrede frugter
- frisk frugt

INSTRUKTIONER:
a) Kombiner havre, quinoa, proteinpulver, malet hør og kanel, og rør for at kombinere
b) Tilsæt moset banan, stevia, bær og ferskner.
c) Tilsæt mandelmælken og kom ingredienserne sammen.
d) Opbevares i køleskabet natten over.
e) Serveres koldt!

6.Æble korn

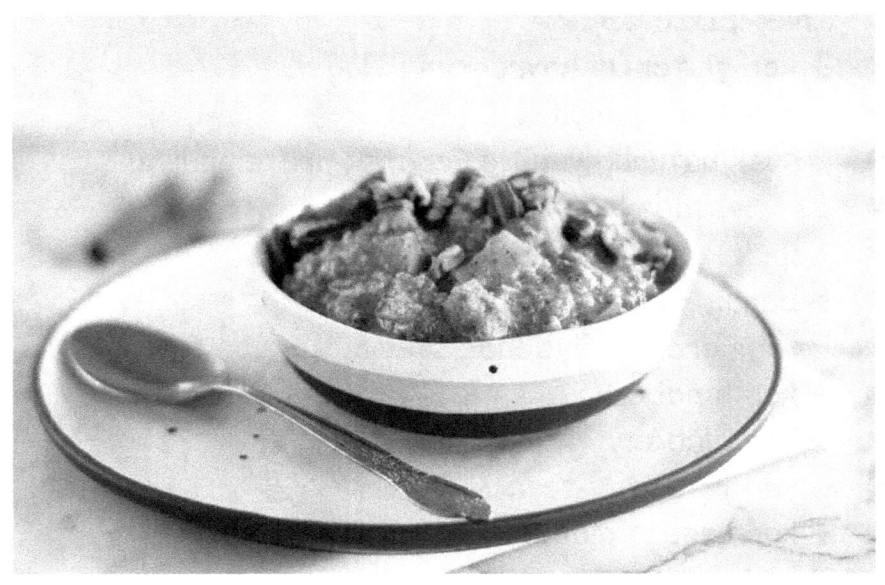

Giver: 1 portion

INGREDIENSER:
- 1 æble
- 1 pære
- 2 selleristænger
- 1 spsk vand
- Knib kanel

INSTRUKTIONER:
a) Skær æble, pære og selleri i stykker og kom dem i en blender.
b) Blend frugt og grøntsager med vand til en jævn konsistens.
c) Krydr den med kanel, hvis du har lyst.

7.Blomkålsfyldt Paratha

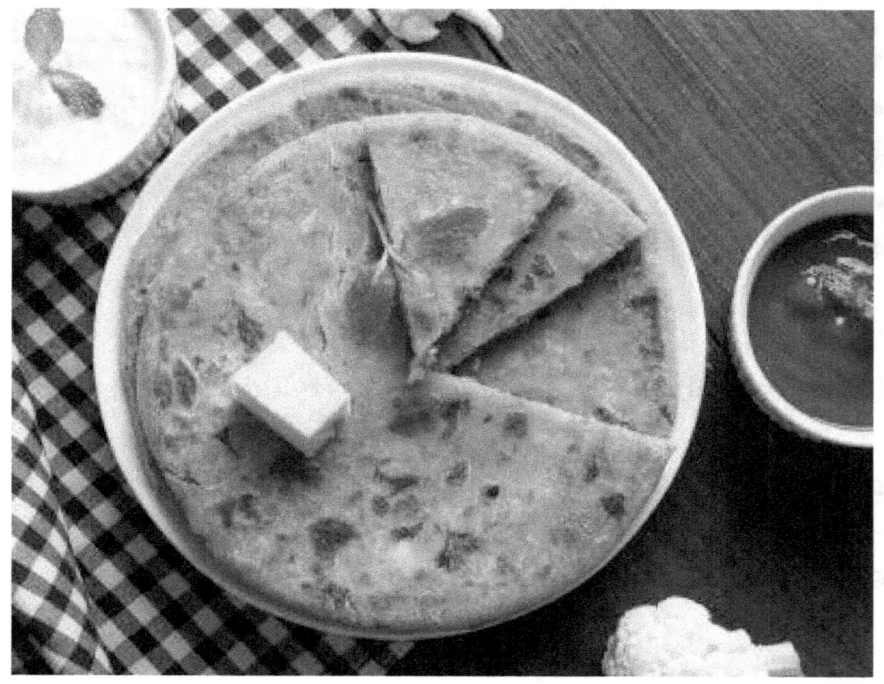

Gør: 12

INGREDIENSER:
- 2 kopper revet blomkål
- 1 tsk groft havsalt
- ½ tsk garam masala
- ½ tsk gurkemejepulver
- 1 parti glutenfri Roti Dej

INSTRUKTIONER:
a) Bland blomkål, salt, garam masala og gurkemeje i en dyb skål.
b) Tag en portion på størrelse med en golfbold fra rotidejen og rul den mellem håndfladerne.
c) Flad den ud i dine håndflader og rul den ud på et bræt.
d) Læg en skefuld blomkålsfyld i midten af dejen.
e) Fold alle sider ind, så de mødes på midten.
f) Drys firkanten i glutenfrit mel.
g) Rul den ud igen, til den er tynd og rund.
h) Varm en stegepande op, tilsæt derefter parathas og kog i 30 sekunder, eller indtil den er fast.
i) Vend og kog i 30 sekunder.
j) Olie, og kog indtil begge sider er let brunede.

8.Paratha fyldt med spinat

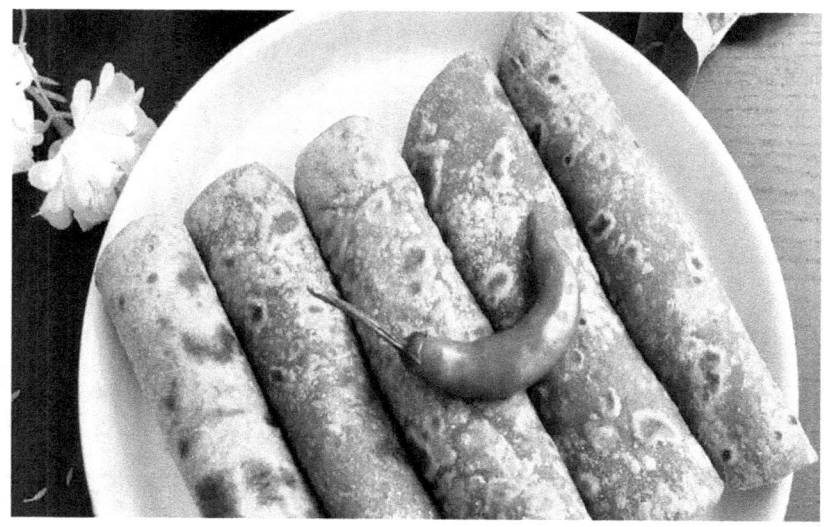

Gør: 20-24

INGREDIENSER:
- 1 kop vand
- 3 kopper glutenfri paratha mel
- 2 kopper frisk spinat, trimmet og finthakket
- 1 tsk groft havsalt

INSTRUKTIONER:
a) I en foodprocessor blendes det glutenfrie mel og spinat.
b) Tilsæt vand og salt, og blend indtil dejen bliver klistret.
c) Ælt et par minutter på en overflade, til det er glat.
d) Tag et stykke dej på størrelse med en golfbold og rul det mellem håndfladerne.
e) Rul den ud på en overflade efter at have trykket den mellem håndfladerne for at flade den lidt ud.
f) Kog i en kraftig stegepande i 30 sekunder, før den vendes.
g) Tilsæt olie og kog indtil alle sider er gennembrune.

9. Helbredelse af revnet hvede med cashewnødder

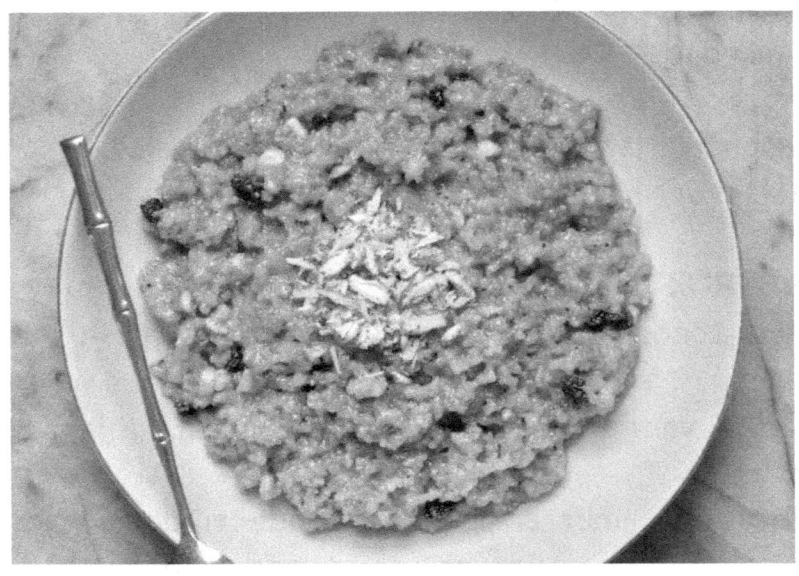

Gør: 3 portioner

INGREDIENSER:
- Saft af 1 citron
- 1 kop revet hvede
- ½ gult eller rødløg, pillet og skåret i tern
- 1 tsk groft havsalt
- 2 kopper kogende vand
- 1 gulerod, skrællet og skåret i tern
- 1 spsk olie
- 1 thai, serrano eller cayenne chili,
- ¼ kop rå cashewnødder, tørristede
- 1 tsk sorte sennepsfrø
- 4 karryblade, groft hakket
- ½ kop ærter, friske eller frosne

INSTRUKTIONER:
a) Tørrist den revne hvede i 7 minutter, eller indtil den er brun.
b) Varm olien op i en stor, tung gryde.
c) Tilsæt sennepsfrøene og kog i 30 sekunder, eller indtil de syder.
d) Svits karryblade, løg, gulerod, ærter og chili i 3 minutter.
e) Tilsæt de revne hvede, cashewnødder og salt, og bland grundigt.
f) Til blandingen tilsættes det kogende vand.
g) Lad det simre uden låg, indtil væsken er helt absorberet.

h) Til allersidst i kogetiden tilsættes citronsaften.
i) Stil til side i 15 minutter for at lade smagene blande sig.

10. Split Gram & Linse Crêpes

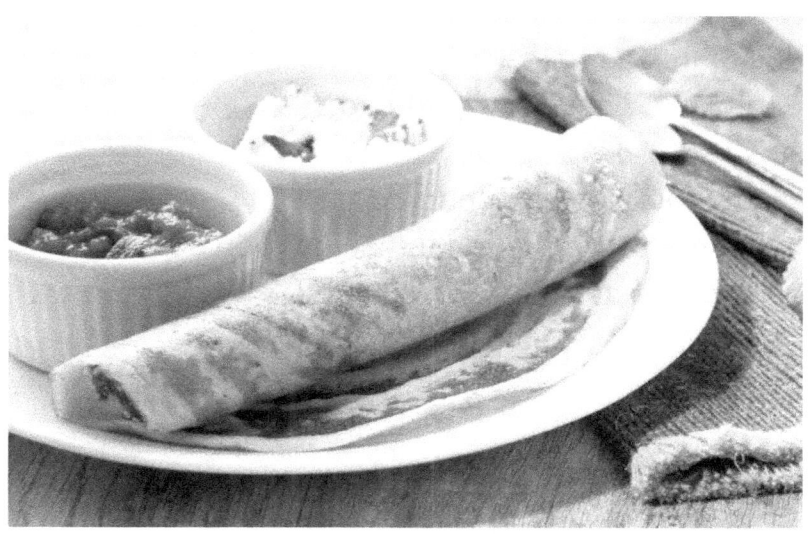

Gør: 3

INGREDIENSER:
- ½ løg, pillet og halveret
- 1 kop brune basmatiris, udblødt
- 2 spsk split gram, udblødt
- ½ tsk bukkehornsfrø, udblødt
- ¼ kop hele sorte linser med skind, udblødt
- 1 tsk groft havsalt, delt
- Olie, til stegning på panden
- 1½ dl vand

INSTRUKTIONER:
a) Puls linser og ris med vand.
b) Lad dejen gære i 6 til 7 timer et let lunt sted.
c) Forvarm en bageplade ved middel varme.
d) Fordel 1 tsk olie i gryden.
e) Når panden er varm, stikkes en gaffel ind i løgets uskårne, afrundede del.
f) Gnid den afskårne halvdel af løget frem og tilbage på tværs af din pande, mens du holder i gaffelhåndtaget.
g) Hold en lille skål olie på siden med en ske til senere brug.
h) Hæld dejen i midten af den varme, forvarmede pande.
i) Lav langsomme bevægelser med uret med bagsiden af din øse fra midten til yderkanten af gryden, indtil dejen bliver tynd og crêpe-agtig.
j) Hæld en tynd stråle olie i en cirkel rundt om dejen med en ske.
k) Kog dosaen, indtil den er let brunet.

l) Vend og steg også den anden side.
m) Server med krydrede jeera- eller citronkartofler, kokosnøddechutney og sambhar.

11. Helbredende kikærtemel Crêpes

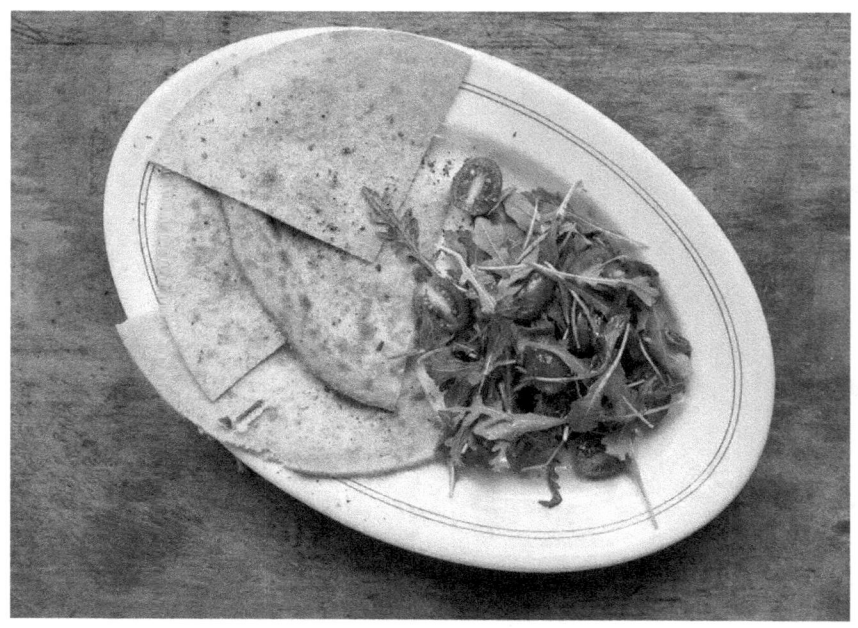

Gør: 8

INGREDIENSER:
- ½ tsk stødt koriander
- ½ tsk gurkemejepulver
- 2 grønne thai-, serrano- eller cayenne-chiles, hakket
- ¼ kop tørrede bukkehornsblade
- 2 kopper gram mel
- 1 tsk rødt chilepulver eller cayennepepper
- Olie, til stegning på panden
- 1 stykke ingefærrod, skrællet og revet eller hakket
- ½ kop frisk koriander, hakket
- 1 tsk groft havsalt
- 1½ dl vand
- 1 løg, pillet og hakket

INSTRUKTIONER:
a) Kombiner grammel og vand i en stor røreskål, indtil det er glat. Sæt til side.
b) Bland de resterende ingredienser i, undtagen olien.
c) Forvarm en bageplade ved middel varme.
d) Fordel ½ tsk olie over stegepladen.
e) Hæld dejen i midten af gryden.
f) Fordel dejen i en cirkulær bevægelse med uret fra midten til ydersiden af gryden med bagsiden af øen for at lave en tynd, rund pandekage.
g) Kog den fattige i ca. 2 minutter på den ene side, og vend den derefter for at stege på den anden side.

h) Med spatelen trykkes ned for at sikre, at midten også er gennemstegt.
i) Server med mynte- eller ferskenchutney ved siden af.

12. Creme of Rice Crêpes

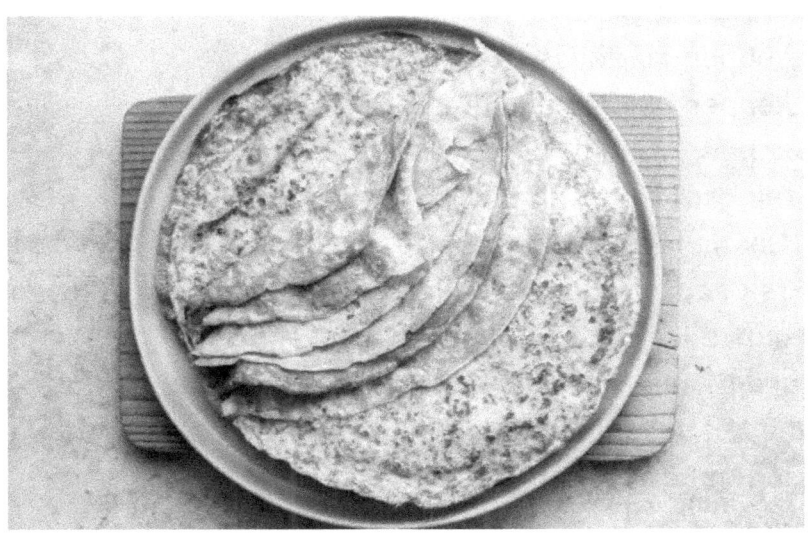

Gør: 6 portioner

INGREDIENSER:
- 3 kopper fløde ris
- 2 kopper usødet almindelig sojayoghurt
- 3 kopper vand
- 1 tsk groft havsalt
- ½ tsk malet sort peber
- ½ tsk rødt chilipulver eller cayennepepper
- ½ gult eller rødløg, pillet og fint skåret
- 1 grøn thai-, serrano- eller cayenne-chile, hakket
- Olie, til stegning på panden, læg til side i et fad
- ½ løg, pillet og halveret

INSTRUKTIONER:
a) Kombiner cremen af ris, yoghurt, vand, salt, sort peber og rødt chilipulver i en stor røreskål og sæt til side i 30 minutter for at gære lidt.
b) Tilsæt løg og chili og bland forsigtigt.
c) Forvarm en bageplade ved middel varme.
d) I gryden varmes 1 tsk olie op.
e) Når panden er varm, stikkes en gaffel ind i løgets uskårne, afrundede del.
f) Gnid den afskårne halvdel af løget frem og tilbage på tværs af din pande.
g) Opbevar løget med gaflen isat praktisk til brug mellem doseringerne.
h) Hæld nok dej i midten af din varme, forberedte pande.

i) Lav langsomme bevægelser med uret med bagsiden af din øse fra midten til yderkanten af gryden, indtil dejen bliver tynd og crêpe-agtig.
j) Hæld en tynd stråle olie i en cirkel rundt om dejen med en ske.
k) Kog dosaen, indtil den er let brunet og begynder at trække sig væk fra gryden.
l) Kog også den anden side.

13. Masala Tofu Scramble

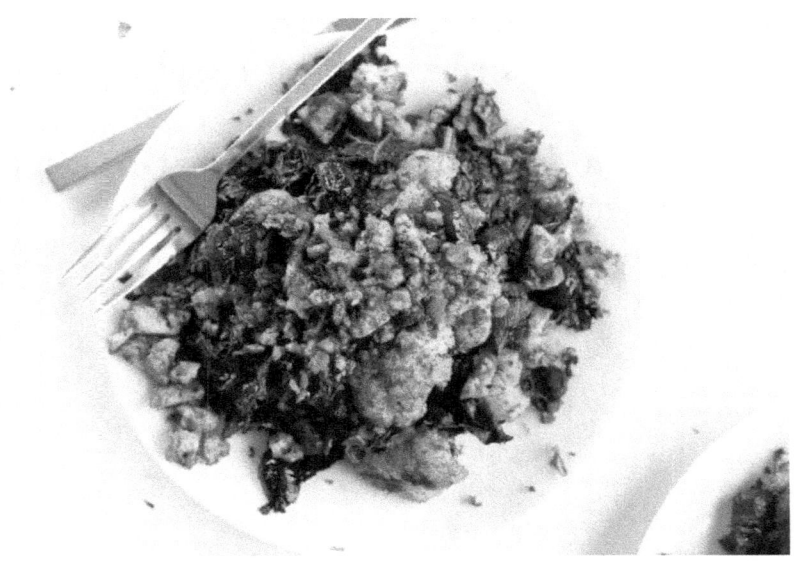

Gør: 2 portioner

INGREDIENSER:
- 14-ounce pakke med ekstra fast økologisk tofu, smuldret
- 1 spsk olie
- 1 tsk spidskommen frø
- ½ løg, pillet og hakket
- 1 stykke ingefærrod, skrællet og revet
- 1 grøn thai-, serrano- eller cayenne-chile, hakket
- ½ tsk gurkemejepulver
- ½ tsk rødt chilipulver eller cayennepepper
- ½ tsk groft havsalt
- ½ tsk sort salt
- ¼ kop frisk koriander, hakket

INSTRUKTIONER:
a) Varm olien op i en tung, flad pande ved middel varme.
b) Tilsæt spidskommen og kog i 30 sekunder, eller indtil frøene syder.
c) Tilsæt løg, ingefærrod, chili og gurkemeje.
d) Kog og brun i 2 minutter under jævnlig omrøring.
e) Bland tofuen grundigt i.
f) Smag til med rødt chilipulver, havsalt, sort salt og koriander.
g) Kombiner grundigt.
h) Server med toast eller pakket ind i en varm roti eller paratha.

14. Karamellefrø pandekager

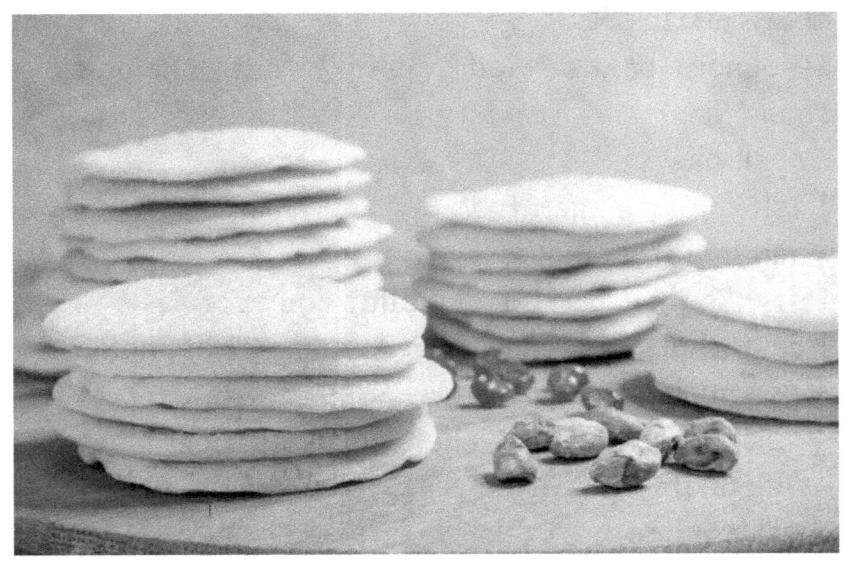

Gør: 4

INGREDIENSER:
- 1 kop glutenfrit mel
- 2 spiseskefulde vegetabilsk olie
- 1 kop sojayoghurt
- ¼ rødløg, pillet og finthakket
- Salt, efter smag
- Vand ved stuetemperatur efter behov
- ¼ tsk bagepulver
- ¼ tsk karamellefrø
- 1 rød peberfrugt, kernet og finthakket
- ½ tomat, kernet og finthakket

INSTRUKTIONER:
a) Kombiner mel, sojayoghurt og salt; bland godt.
b) Tilsæt nok vand til at nå pandekagedejens konsistens.
c) Tilsæt bagepulveret. Sæt til side.
d) Kombiner carom-frø, løg, peberfrugter og tomater i en røreskål.
e) Forvarm en bageplade med et par dråber olie.
f) Placer ¼ kop dej i midten af stegepladen.
g) Mens pandekagen stadig er fugtig, tilsæt din topping.
h) Dryp et par dråber olie ud over kanterne.
i) Vend pandekagen og steg i yderligere 2 minutter.
j) Serveres varm.

15. Healing Abrikos & Basilikum Smoothie

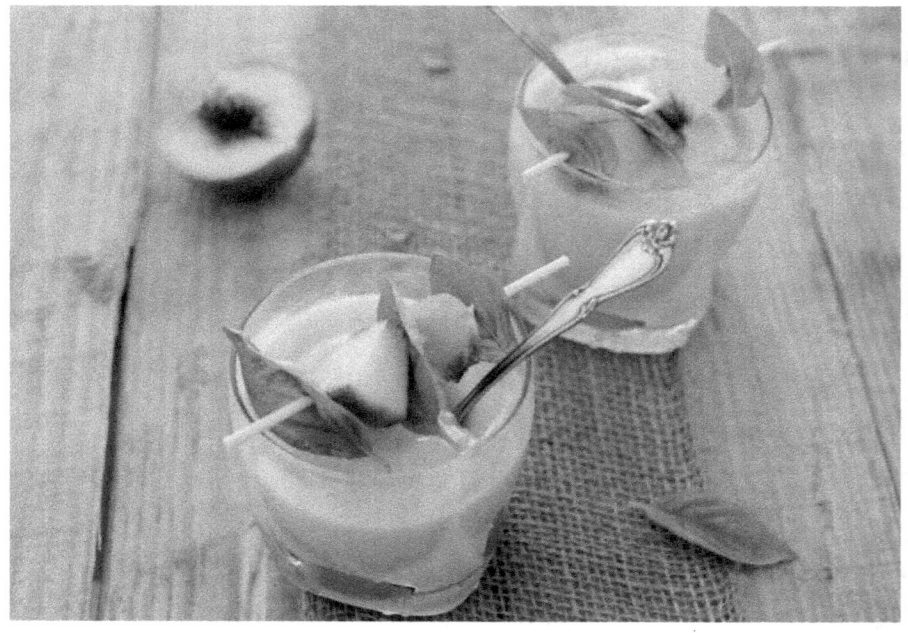

Gør: 1 smoothie

INGREDIENSER
- 4 friske abrikoser
- et par blade frisk basilikum
- ½ kop kirsebær
- 1 kop vand

INSTRUKTIONER
a) Blend alle ingredienser i en blender.
b) God fornøjelse.

16. Jaggery pandekager

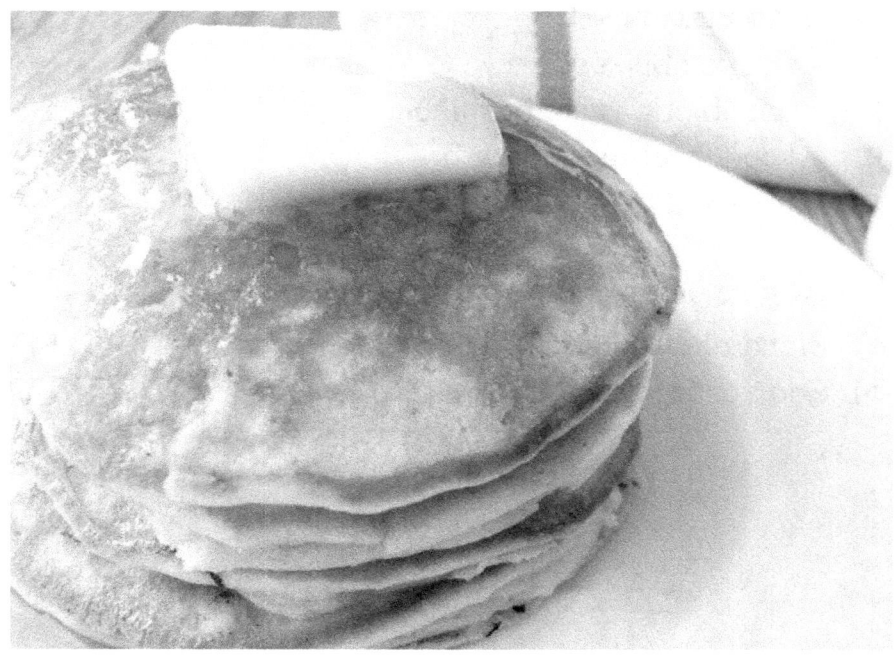

Gør: 8 pandekager

INGREDIENSER:
- 1 kop glutenfrit mel
- $\frac{1}{2}$ kop jaggery
- $\frac{1}{2}$ tsk fennikelfrø
- 1 kop vand

INSTRUKTIONER:
a) Bland alle ingredienserne i en stor røreskål og stil til side i mindst 15 minutter.
b) Ved middel varme opvarmes en let olieret bageplade eller stegepande.
c) Hæld eller hæld dejen ud på rist.
d) Fordel dejen lidt ud med bagsiden af slev i en bevægelse med uret fra midten uden at tynde den ud for meget.
e) Brun på begge sider og server med det samme.

17. Valnøddegrød

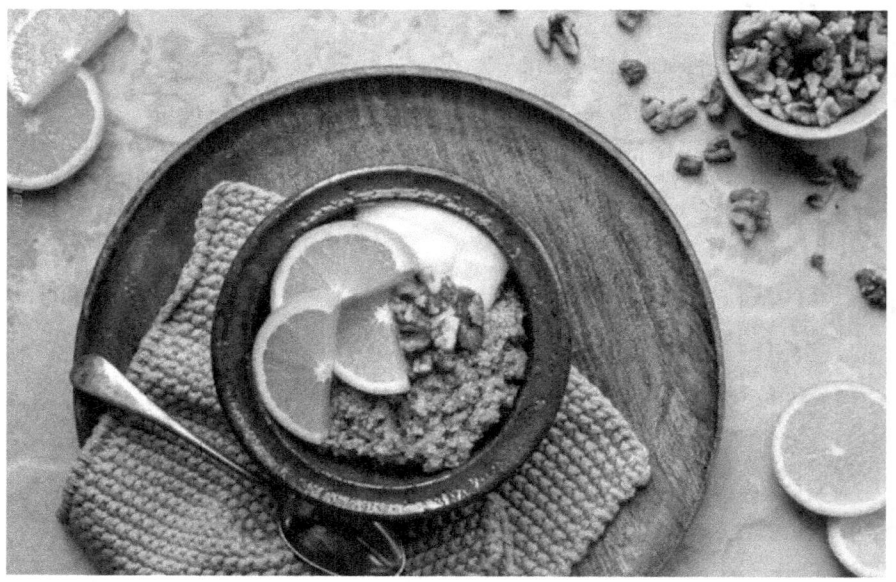

Gør: 5

INGREDIENSER:
- ½ kop pekannødder
- ½ kop mandler
- ¼ kop solsikkekerner
- ¼ kop chiafrø
- ¼ kop usødede kokosflager
- 4 kopper usødet mandelmælk
- ½ tsk kanelpulver
- ¼ teskefuld ingefærpulver
- 1 tsk pulveriseret stevia
- 1 spsk mandelsmør

INSTRUKTIONER:
a) Blend pekannødder, mandler og solsikkefrø i en foodprocessor.
b) Tilsæt nøddeblandingen, chiafrø, kokosflager, mandelmælk, krydderier og stevia i en stegepande og bring det forsigtigt i kog ; simre i 20 minutter.
c) Server med en klat mandelsmør.

18. Kanel quinoa med ferskner

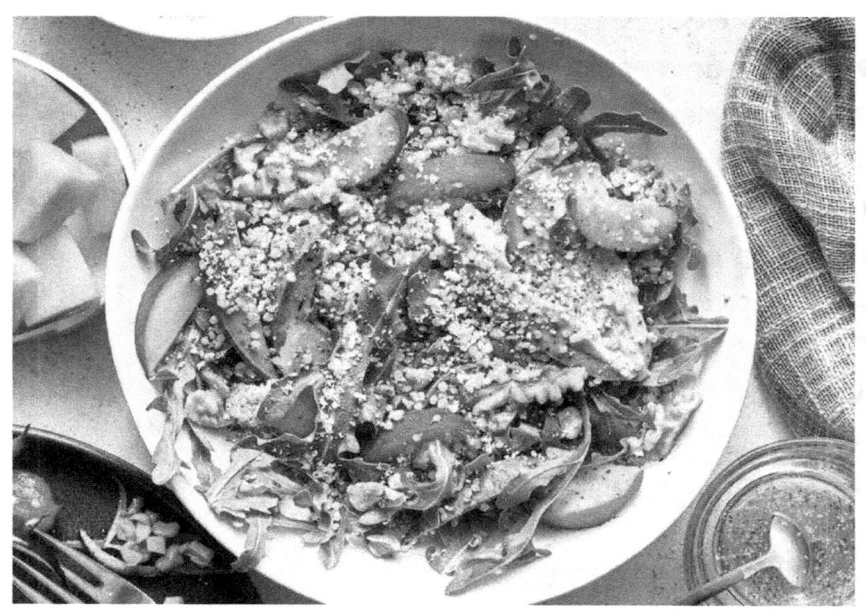

Gør: 6

INGREDIENSER:
- Madlavningsspray
- 2½ dl vand
- ½ tsk stødt kanel
- 1½ kopper fedtfri halv og halv
- 1 kop ukogt quinoa, skyllet, drænet
- ¼ kop sukker
- 1½ tsk vaniljeekstrakt
- 2 kopper frosne, usødede ferskenskiver
- ¼ kop hakkede pekannødder, tørristede

INSTRUKTIONER:
a) Overtræk en slow cooker med madlavningsspray.
b) Fyld med vand og kog quinoa og kanel i 2 timer ved lav temperatur .
c) I en separat skål piskes halv-og-halvt, sukker og vaniljeessens sammen .
d) Hæld quinoaen i skåle.
e) Tilsæt ferskerne ovenpå efterfulgt af halv-og-halv-blandingen og ferskner .

19. Quinoagrød

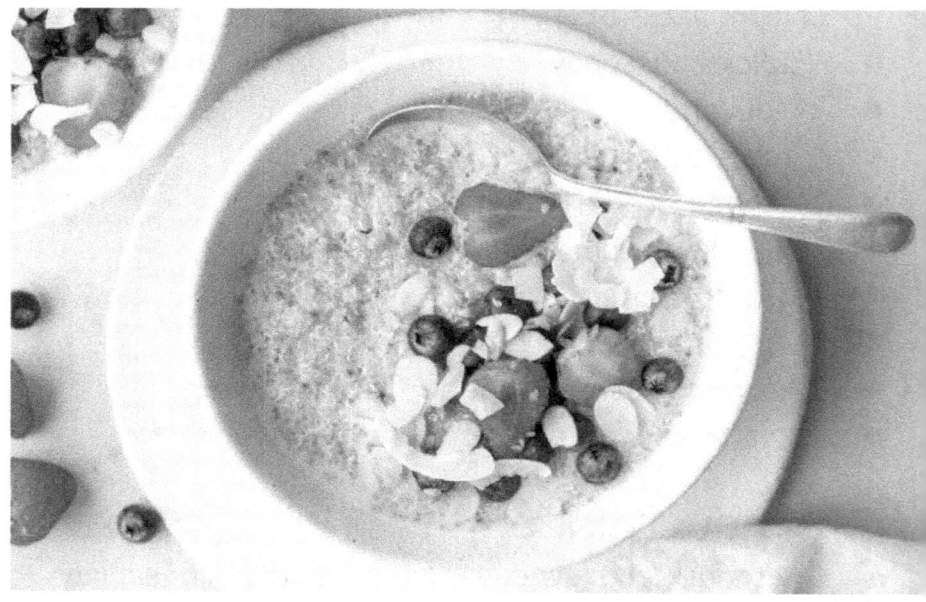

Gør: 1

INGREDIENSER:
- 2 kopper vand
- ½ tsk økologisk vaniljeekstrakt
- ½ kop kokosmælk
- 1 kop ukogt rød quinoa, skyllet og drænet
- ¼ tsk frisk citronskal, fintrevet
- 10-12 dråber flydende stevia
- 1 tsk stødt kanel
- ½ tsk malet ingefær
- ½ tsk stødt muskatnød
- Knip formalet nelliker
- 2 spsk mandler, hakkede

INSTRUKTIONER:
a) Bland quinoa, vand og vaniljeekstrakt i en stegepande og bring det i kog.
b) Skru ned til lav varme og lad det simre i cirka 15 minutter .
c) Tilsæt kokosmælk, citronskal, stevia og krydderier til stegepanden med quinoa og rør rundt.
d) Tag quinoaen af varmen og luft den med en gaffel med det samme.
e) Fordel quinoablandingen jævnt mellem serveringsskåle.
f) Server med en pynt af hakkede mandler.

20. Helbredende te

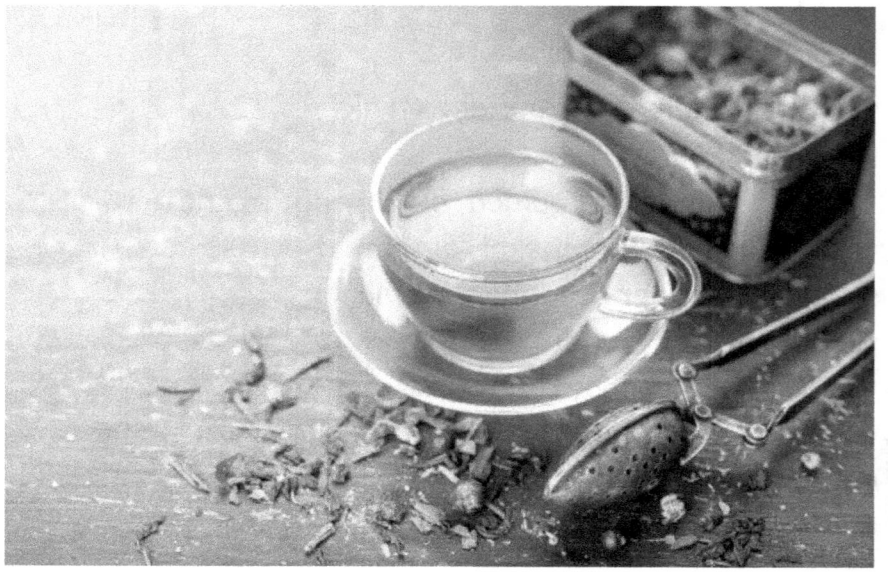

Gør: 2 portioner

INGREDIENSER:
- 10 ounce vand
- 3 hele nelliker
- 4 hele grønne kardemommebælge, revne
- 4 hele sorte peberkorn
- $\frac{1}{2}$ stang kanel
- $\frac{1}{4}$ tsk sort te
- $\frac{1}{2}$ kop sojamælk
- 2 skiver frisk ingefærrod

INSTRUKTIONER:
a) Bring vandet i kog, og tilsæt derefter krydderierne.
b) Dæk til og kog i 20 minutter, før du tilføjer sort te.
c) Efter et par minutter tilsættes sojamælken og bringes i kog igen.
d) Si det, og sød det med honning.

21. Artiskok Vand

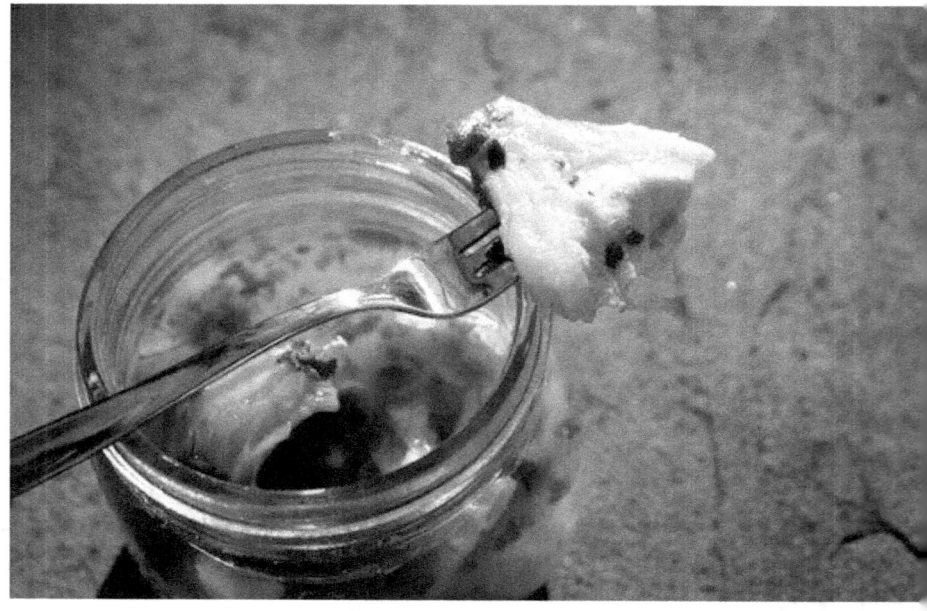

Gør: 2 portioner

INGREDIENSER:
- 2 artiskokker, stilke skåret af og skåret

INSTRUKTIONER:
a) Bring en stor gryde vand i kog.
b) Tilsæt artiskokker, og bring det i kog i 30 minutter.
c) Fjern artiskokkerne og stil dem til side til senere.
d) Lad vandet køle af, før du drikker en kop af det.

22. Gylden mandel- og gurkemejemælk

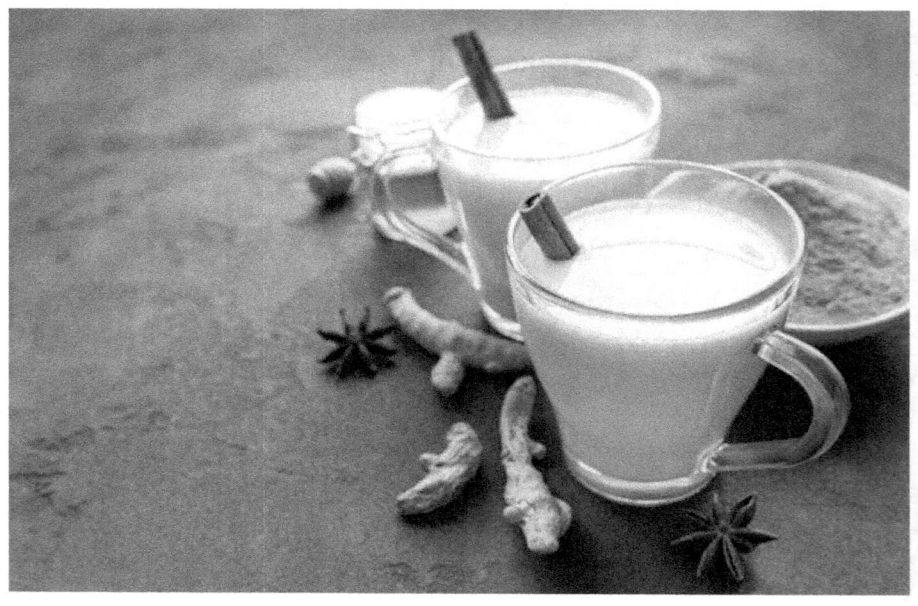

Gør: 2 portioner

INGREDIENSER:
- $\frac{1}{8}$ teskefuld gurkemeje
- $\frac{1}{4}$ kop vand
- 8 ounce mandelmælk
- 2 spsk rå mandelolie
- Honning efter smag

INSTRUKTIONER:
a) Svits gurkemeje i vand i 8 minutter.
b) Bring mandelmælk og mandelolie i kog.
c) Fjern fra varmen, så snart det begynder at koge.
d) Bland de to blandinger.
e) Sød med honning.

FORRET OG SNACKS

23. Okra og agurkebid

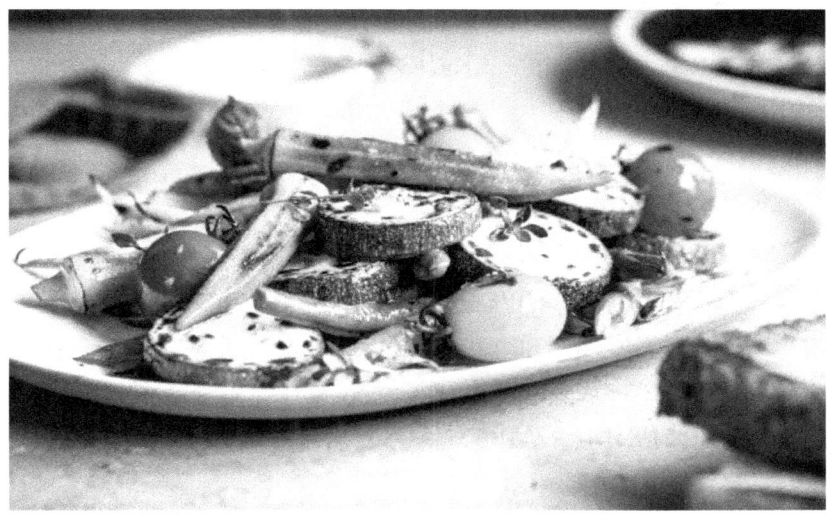

Gør: 4

INGREDIENSER:
- 1½ pund, okra, skyllet, stilket og skåret i længderetningen
- 1 agurk, skåret i skiver
- 1 tsk rød chilipulver
- ½ tsk varm krydderiblanding
- 1 tsk tørt mangopulver
- 3 ½ spsk kikærtemel
- 2 kopper vegetabilsk olie
- 1 tsk Chaat Spice Mix
- Bordsalt efter smag

INSTRUKTIONER:
a) Kombiner det røde chilipulver, krydderiblandingen og det tørre mangopulver i en skål.
b) Drys okraen med denne blanding.
c) Fordel kikærtemelet oven på okraen.
d) Kast grundigt for at belægge hvert stykke let og jævnt.
e) Opvarm vegetabilsk olie i en dyb pande til 370° indtil rygning.
f) Tilsæt okraen i portioner og fritér i 4 minutter, eller indtil den er godt brunet.
g) Fjern med en hulske og afdryp på køkkenrulle
h) Drys okra og agurk med krydderiblandingen.
i) Bland det hele sammen og smag til med salt.

24. Søde kartofler med tamarind

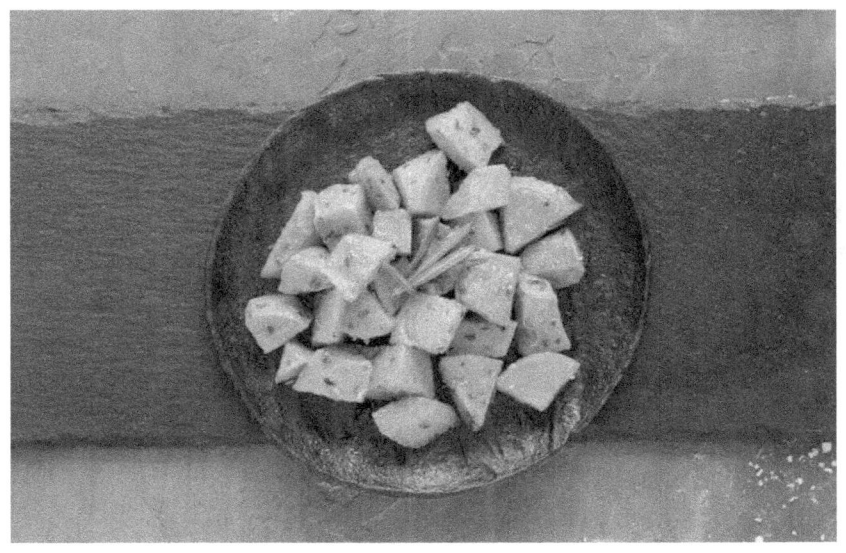

Gør: 4

INGREDIENSER:
- 1 spsk frisk citronsaft
- 4 søde kartofler, skrællet og skåret i tern
- ¼ tsk sort salt
- 1½ spsk Tamarind Chutney
- ½ tsk spidskommen, ristet og stødt groft

INSTRUKTIONER:
a) Kog søde kartofler i 7 minutter i saltet vand, indtil de er møre.
b) Dræn og stil til afkøling.
c) Bland alle ingredienserne i en røreskål og vend forsigtigt.
d) Serveres i skåle med tandstikker i de søde kartofler i tern.

25. Mandelstænger

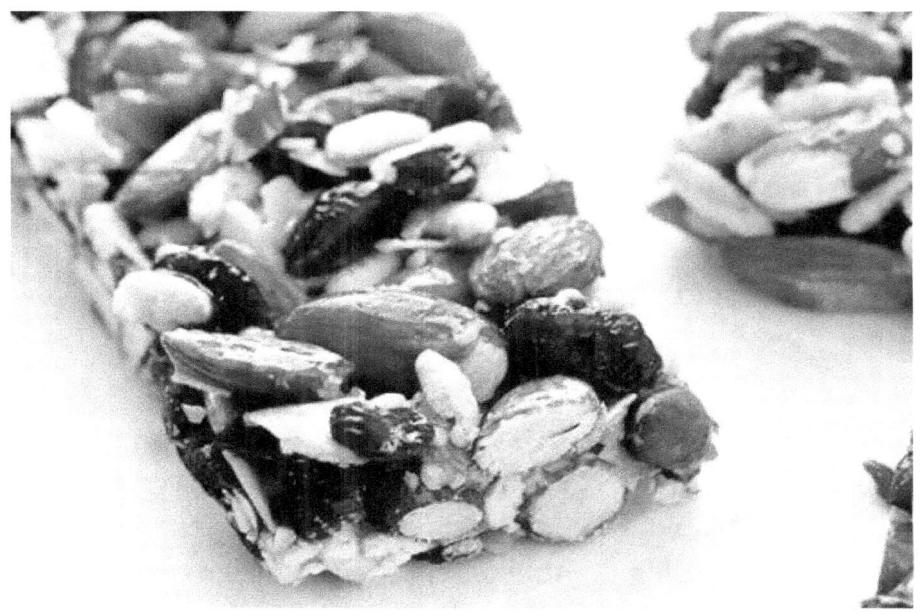

Gør: 4 barer

INGREDIENSER:
- 1½ dl mandler
- 3 datoer
- 5 abrikoser, udblødte
- 1 tsk kanel
- ½ kop revet kokosnød
- 1 knivspids kardemomme
- 1 knivspids ingefær

INSTRUKTIONER:
a) I en foodprocessor kværnes mandlerne til fint mel.
b) Tilsæt kokos og krydderier og blend igen.
c) Bland dadler og abrikoser i, indtil de er godt blandet.
d) Skær i rektangulære stænger.

26. Figen fyldte pærer

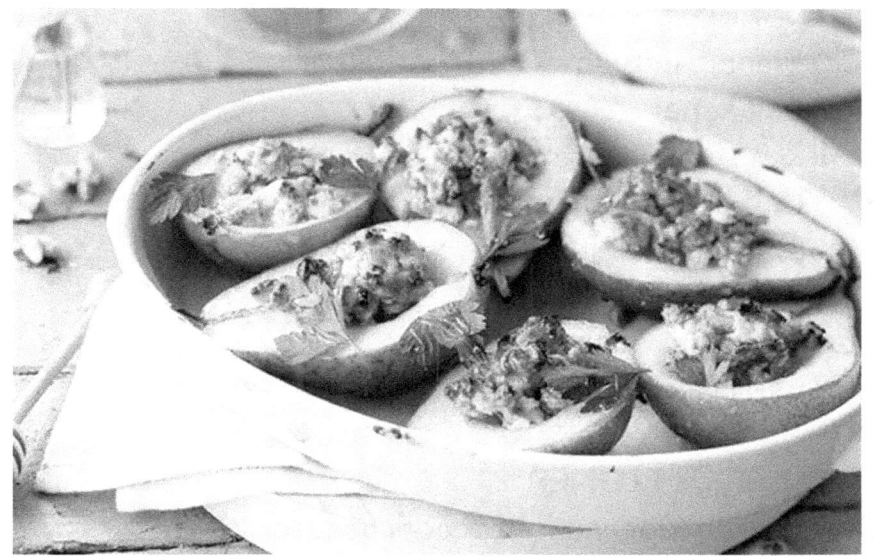

Giver: 2 portioner

INGREDIENSER:
- 5 figner, udblødt
- ½ tsk kanel
- 1 knivspids muskatnød
- ½ kop iblødsætningsvand fra figner
- 1 stykke frisk ingefær, revet
- 1 pære
- ¼ kop valnødder
- 2 tsk citronsaft

INSTRUKTIONER:
a) Puls valnødderne i en foodprocessor.
b) Tilsæt fignerne og blend igen.
c) Bland de resterende ingredienser i, indtil det er godt blandet.
d) Skær pæren i skiver og fordel blandingen ovenpå.

27. Krydderikugler

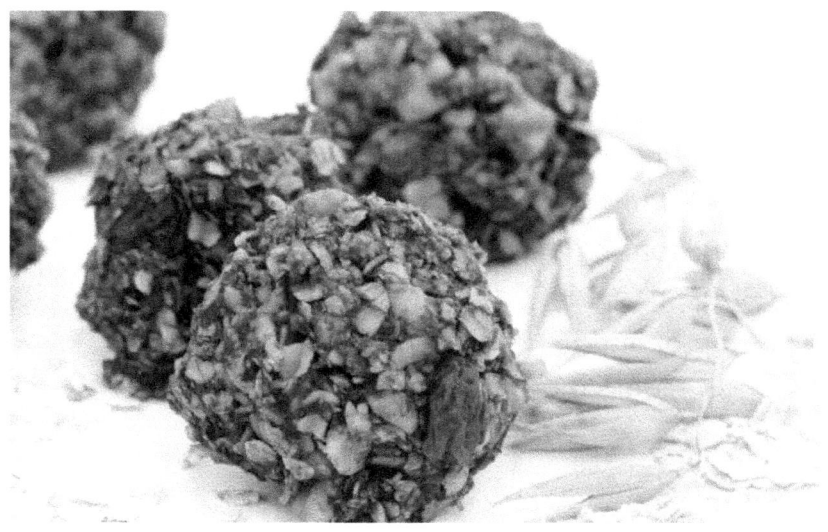

Giver: 10-15 kugler

INGREDIENSER:
- 2 tsk stødt nelliker
- 1½ dl solsikkekerner
- ¼ kop kokosolie, smeltet
- 2 spsk kanel
- 1 sparsom kop mandler
- 1¾ kop rosiner, udblødt
- ½ kop græskarkerner
- 2 tsk malet ingefær
- en knivspids salt

INSTRUKTIONER:
a) Puls mandler, solsikkekerner og græskarkerner i en foodprocessor.
b) Behandl igen efter tilsætning af krydderier og salt.
c) Bland den varme smeltede kokos og rosiner i, indtil det er godt blandet.
d) Pres til kugler og afkøl.

28. Selleri snack

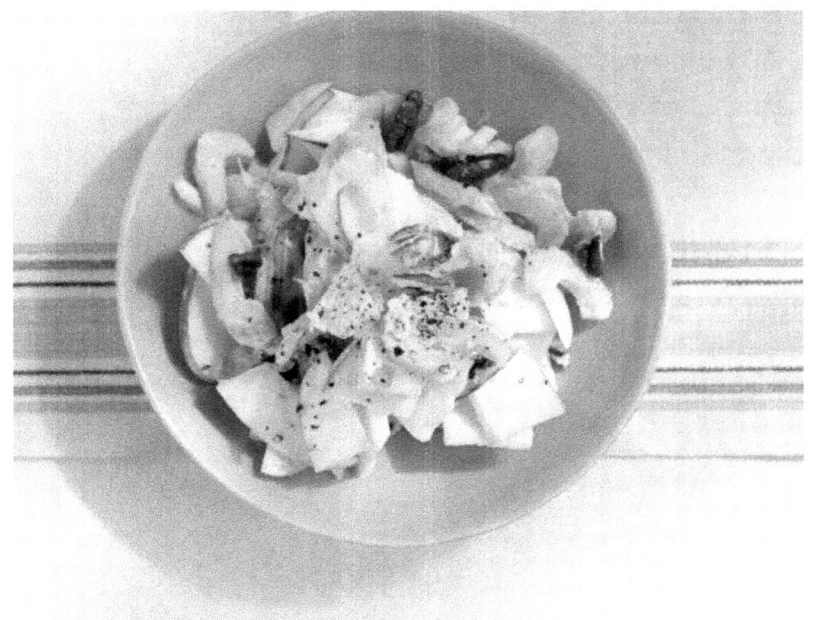

Giver: 1 portion

INGREDIENSER:
- ¼ kop valnødder, udblødt og hakket
- 1 æble, skåret i mundrette stykker
- 1 bladselleri, skåret i mundrette stykker

INSTRUKTIONER:
a) Bland alle ingredienser.

29. Spirulina bolde

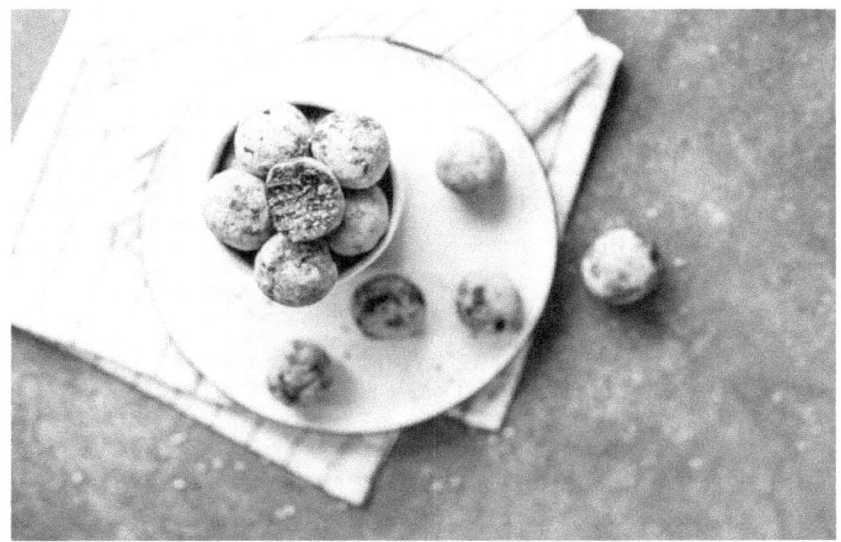

Giver: 10-15 kugler

INGREDIENSER:
- revet citronskal fra 2 citroner
- 3 kopper hasselnødder
- 1 spsk spirulina pulver
- 1½ dl rosiner, udblødt
- 2 spsk kokosolie

INSTRUKTIONER:
a) I en foodprocessor kværnes hasselnødderne, indtil de er fint malet.
b) Tilsæt rosinerne og bearbejd dem en gang til.
c) Tilsæt kokosolie, citronskal og spirulinapulver.
d) Tril til mundrette kugler.

30. P , P og P snack

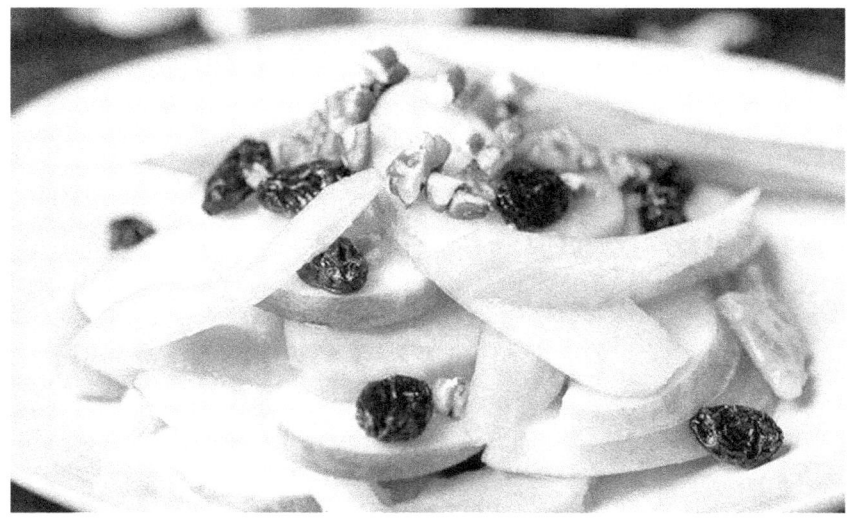

Giver: 1 portion

INGREDIENSER:
- ¼ papaya, hakket
- ¼ kop pekannødder, hakkede
- 1 pære, hakket

INSTRUKTIONER:
a) Smid alle ingredienser i en skål.

31. Løg kiks

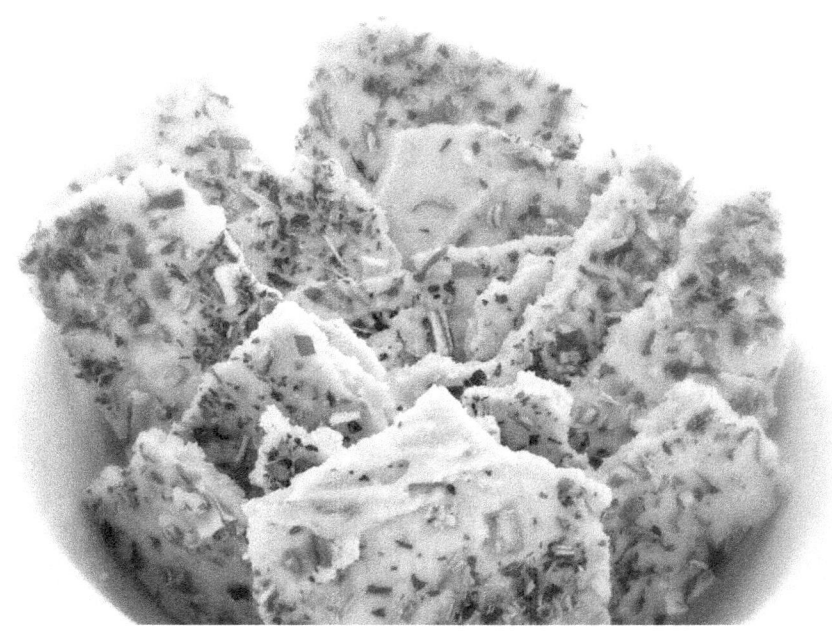

Gør: 3 portioner

INGREDIENSER:
- 1½ dl græskarkerner
- 1 rødløg i små tern
- ½ kop hørfrø, gennemblødt i 1 kop vand i 4 timer

INSTRUKTIONER:
a) Puls græskarkerner i en foodprocessor, indtil de er finthakkede.
b) Blend hør og rødløg i.
c) Fordel i et tyndt og jævnt lag på bagepapir.
d) Dehydrer i 10 timer, vend efter 5 timer.
e) Skær i kiks-størrelse bidder.

32. Gul blomkål, pebersalat

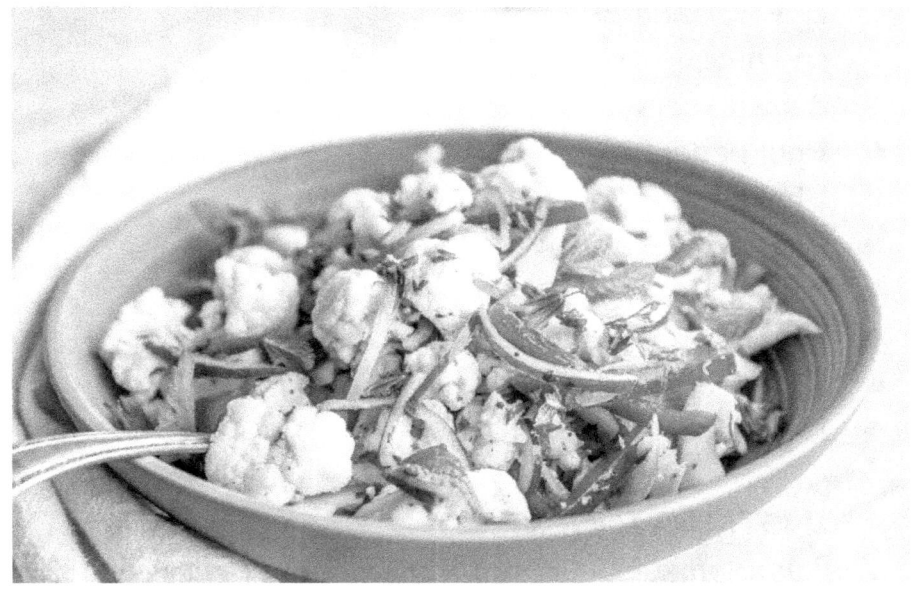

Giver: 2 portioner

INGREDIENSER:
- en knivspids salt
- 2 spsk karry
- 1 gul peberfrugt
- 1 hoved blomkål, skåret i buketter
- 1 spsk olivenolie
- 2 tsk limesaft
- $1\frac{1}{4}$ ounce ærteskud
- $\frac{3}{4}$ kop solsikkekerner
- 1 avocado

INSTRUKTIONER:
a) Puls blomkålsbuketter i en foodprocessor, indtil de er finthakket.
b) Tilsæt limesaft, salt, olivenolie og karry og kør det godt sammen.
c) Læg i en skål.
d) Skær peberfrugterne i stykker og kombiner dem med blomkål, ærteskud og solsikkekerner.
e) Server med avocadoskiver.

33. Krydret komfur popcorn

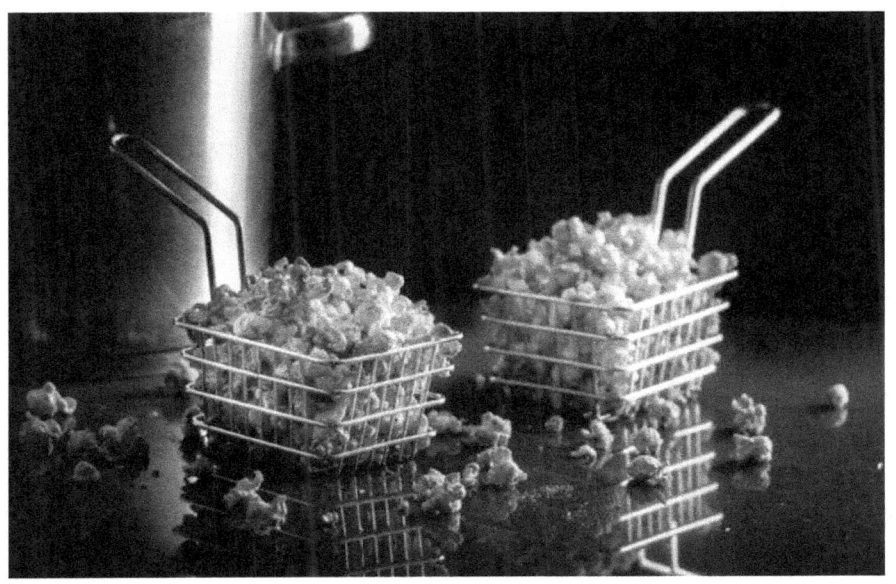

Gør: 10 portioner

INGREDIENSER:
- 1 spsk olie
- 1 tsk garam masala
- ½ kop ukogte popcornkerner
- 1 tsk groft havsalt

INSTRUKTIONER:
a) Opvarm olien i en dyb, tung pande ved middel varme.
b) Rør popcornkernerne i.
c) Lad det simre i 7 minutter med panden tildækket.
d) Sluk for varmen og lad popcornene sidde i 3 minutter med låg på.
e) Tilsæt salt og masala efter smag.

34. Masala Papad

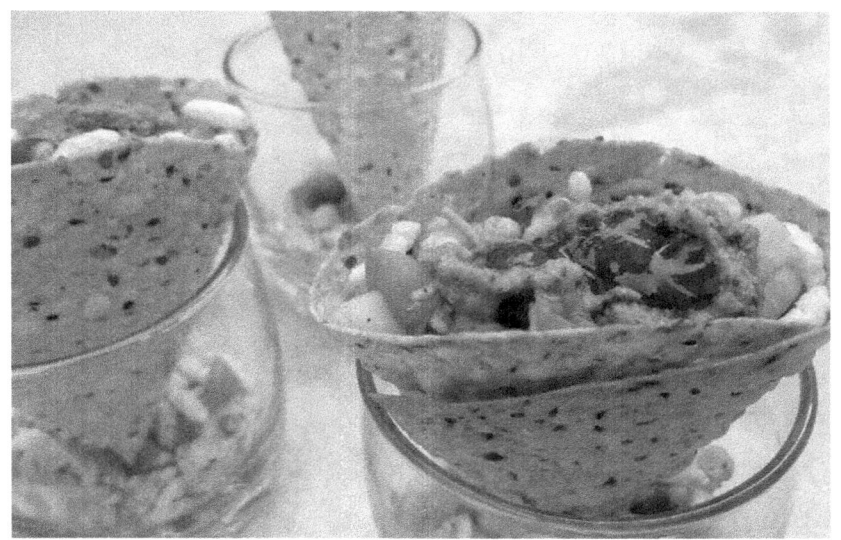

Gør: 6-10 wafers

INGREDIENSER:
- 1 rødløg, pillet og finthakket
- 2 tomater, i tern
- 1 tsk Chaat Masala
- 1 pakke butikskøbt papad
- 1 grøn thai chili, stilke fjernet, fint skåret
- Rød chili pulver eller cayenne, efter smag
- 2 spsk olie

INSTRUKTIONER:
a) Opvarm en papad ad gangen på komfuret med en tang.
b) Læg papadserne på en bakke.
c) Pensl let hver papad med olie.
d) Kombiner løg, tomater og chili i en skål.
e) Læg 2 spsk af løgblandingen oven på hver papad.
f) Drys hver papad med chaat masala og rødt chilipulver.

35. Ristede Masala nødder

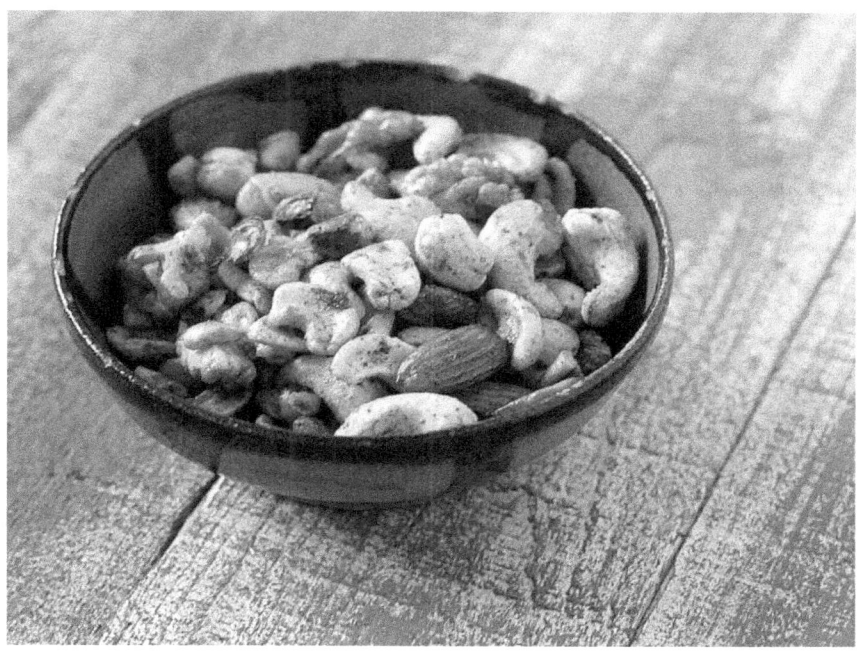

Gør: 4 portioner

INGREDIENSER:
- 2 kopper rå mandler
- 1 spsk garam masala
- 2 kopper rå cashewnødder
- 1 tsk groft havsalt
- ¼ kop gyldne rosiner
- 1 spsk olie

INSTRUKTIONER:
a) Forvarm ovnen til 425°F med en ovnrist i øverste position.
b) I en stor røreskål kombineres alle ingredienserne undtagen rosinerne og røres, indtil nødderne er jævnt dækket.
c) Læg nøddeblandingen på den forberedte bageplade i et enkelt lag.
d) Bag i 10 minutter, bland forsigtigt halvvejs igennem.
e) Lad blandingen køle af i mindst 20 minutter efter tilsætning af rosinerne.

36. Chai-krydrede ristede mandler og cashewnødder

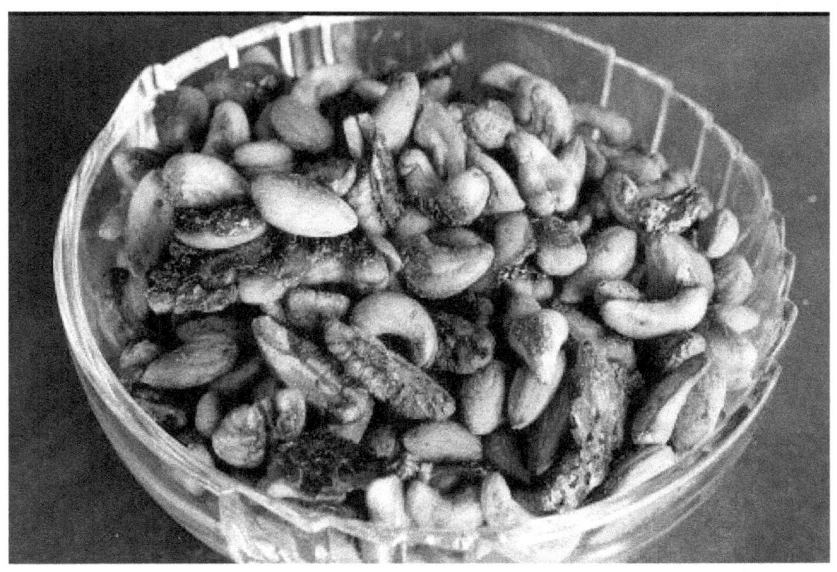

Gør: 4 portioner

INGREDIENSER:
- 2 kopper rå mandler
- ½ tsk groft havsalt
- 1 spsk Chai Masala
- 2 kopper rå cashewnødder
- 1 spsk jaggery eller brun farin
- 1 spsk olie

INSTRUKTIONER:
a) Forvarm ovnen til 425°F med en ovnrist i øverste position.
b) Bland alle ingredienserne i en røreskål.
c) Læg nøddeblandingen på den forberedte bageplade i et enkelt lag.
d) Bages i 10 minutter under omrøring halvvejs.
e) Stil til side i 20 minutter til afkøling.

37. Krydrede kikærtepoppers

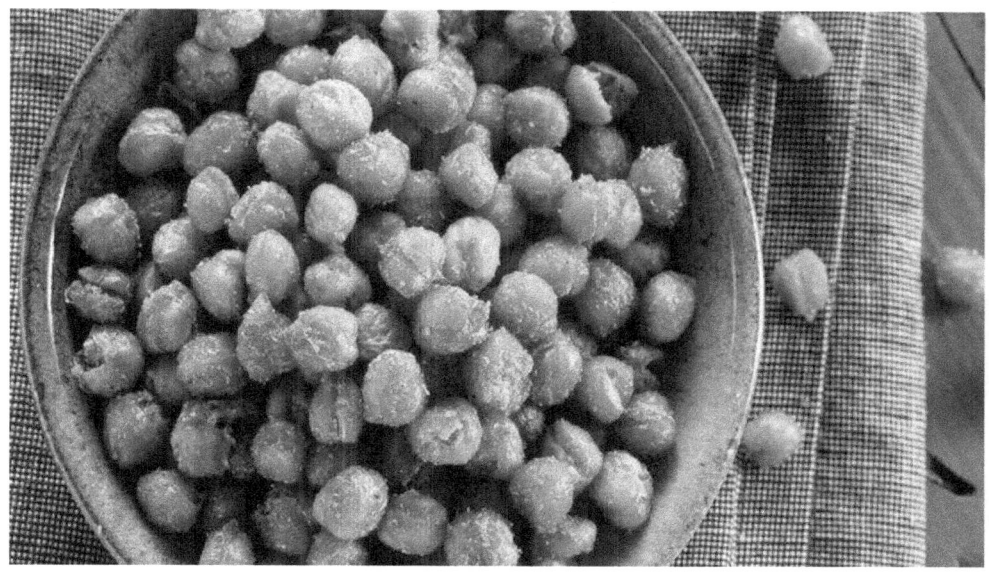

Gør: 4 portioner

INGREDIENSER:
- 2 spsk olie
- 1 spsk garam masala
- 2 tsk groft havsalt
- 4 kopper kogte kikærter, skyllet og drænet
- 1 tsk rød chilipulver

INSTRUKTIONER:
a) Forvarm ovnen til 425°F med en ovnrist i øverste position.
b) Bland forsigtigt alle ingredienserne i en røreskål.
c) Læg de krydrede kikærter på en bageplade i et enkelt lag.
d) Bages i 15 minutter.
e) Bland forsigtigt, så kikærterne koger jævnt, og kog i yderligere 10 minutter.
f) Stil til side i 15 minutter til afkøling.
g) Smag til med rødt chilipulver, cayennepeber eller paprika.

38. Bagte grøntsagsfirkanter

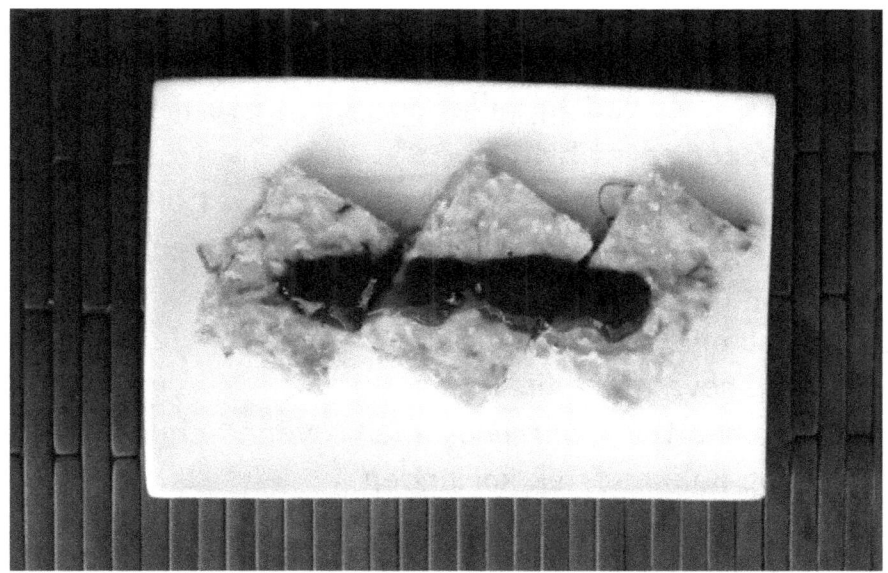

Gør: 25 kvadrater

INGREDIENSER:
- 1 kop revet blomkål
- ½ gult eller rødløg, pillet og skåret i tern
- 2 kopper revet hvidkål
- 1 stykke ingefærrod, skrællet og revet eller hakket
- 1 tsk rødt chilepulver eller cayennepepper
- ¼ tsk bagepulver
- ¼ kop olie
- 1 kop revet zucchini
- 4 grønne thai-, serrano- eller cayenne-chiles, hakket
- ¼ kop hakket frisk koriander
- ½ kartoffel, skrællet og revet
- 3 kopper gram mel
- ½ 12-ounce pakke silketofu
- 1 spsk groft havsalt
- 1 tsk gurkemejepulver

INSTRUKTIONER:
a) Forvarm ovnen til 350 grader Fahrenheit.
b) Forvarm en firkantet bradepande.
c) Kombiner kål, blomkål, zucchini, kartoffel, løg, ingefærrod, chili og koriander i en røreskål.
d) Bland grammelet langsomt, indtil det er godt blandet.
e) Blend tofuen i en foodprocessor, indtil den er jævn.

f) Til grøntsagsblandingen tilsættes den blandede tofu, salt, gurkemeje, rød chilipulver, bagepulver og olie. Blande.
g) Hæld blandingen i den bradepande, der er forberedt.
h) Bages i 50 minutter.
i) Lad afkøle i 10 minutter, før du skærer i firkanter.
j) Server med din foretrukne chutney.

39. Krydrede søde kartoffelfrikadeller

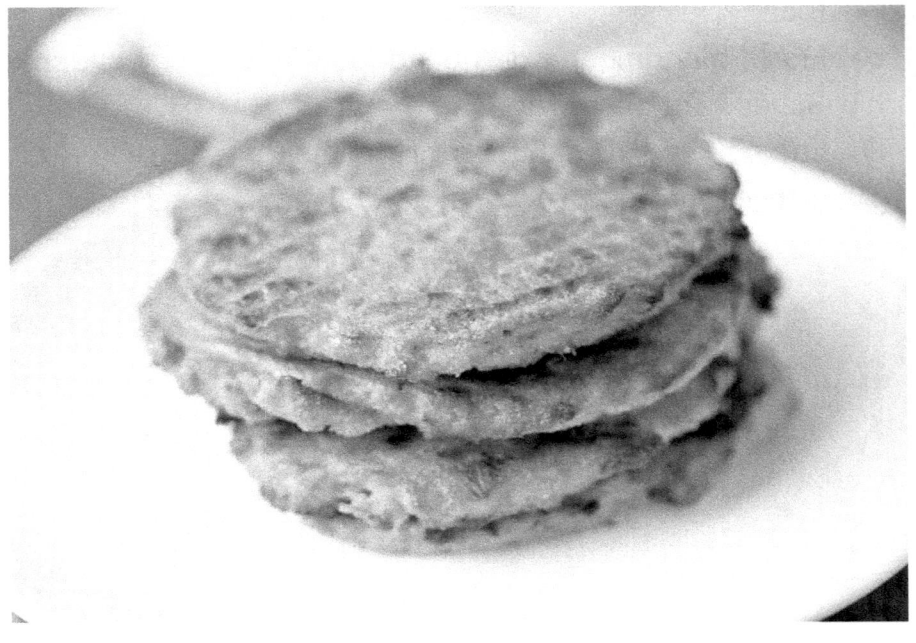

Gør: 10 bøffer

INGREDIENSER:
- ½ kop gram mel
- 1 sød kartoffel, skrællet og skåret i tern
- ½ gult eller rødløg, pillet og fint skåret
- 1 spsk citronsaft
- Hakket frisk persille eller koriander, til pynt
- 1 tsk gurkemejepulver
- 1 tsk stødt koriander
- 1 tsk garam masala
- 3 spsk olie, delt
- 1 stykke ingefærrod, skrællet og revet eller hakket
- 1 tsk spidskommen frø
- 1 tsk rødt chilepulver eller cayennepepper
- 1 kop ærter, friske eller frosne
- 1 grøn thai-, serrano- eller cayenne-chile, hakket
- 1 tsk groft havsalt

INSTRUKTIONER:
a) Damp kartoflen i 7 minutter, eller indtil den er blød.
b) Bræk den forsigtigt ned med en kartoffelmoser.
c) Opvarm 2 spsk af olien i en lav pande ved middel varme.
d) Tilsæt spidskommen og kog i 30 sekunder, eller indtil det syder.
e) Tilsæt løg, ingefærrod, gurkemeje, koriander, garam masala og rødt chilipulver.
f) Kog i yderligere 3 minutter, eller indtil de er bløde.

g) Lad blandingen køle af.
h) Når blandingen er afkølet, tilsæt den til kartoflerne sammen med ærter, grønne chili, salt, grammel og citronsaft.
i) Bland grundigt med hænderne.
j) Form blandingen til bøffer og læg dem på en bageplade.
k) Opvarm den resterende 1 spsk olie i en tung pande over medium varme.
l) Kog bøfferne i portioner i 3 minutter på hver side.
m) Server, pyntet med frisk persille eller koriander.

HOVEDRET: GRØNTSAGER

40. Krydret tofu og tomater

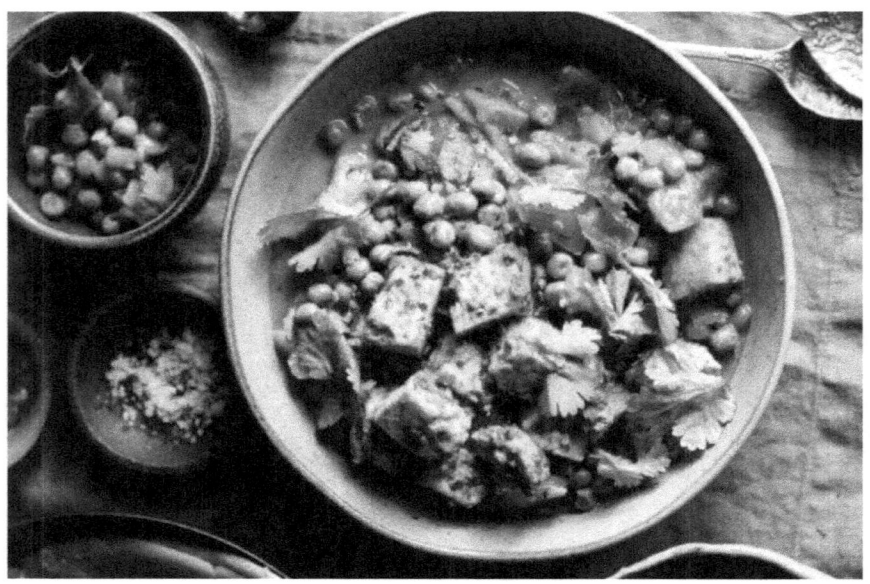

Gør: 4 portioner

INGREDIENSER:
- 2 spsk olie
- 1 spsk spidskommen frø
- 1 tsk gurkemejepulver
- 1 rødt eller gult løg, pillet og hakket
- 1 stykke ingefærrod, skrællet og revet eller hakket
- 6 fed hvidløg, pillede og revet eller hakket
- 2 tomater, pillede og hakkede
- 4 grønne thai-, serrano- eller cayenne-chiles, hakket
- 1 spsk tomatpure
- To 14-ounce pakker med ekstra fast økologisk tofu, bagt og i terninger
- 1 spsk garam masala
- 1 spsk tørrede bukkehornsblade, knust let i hånden for at frigive deres smag
- 1 kop vand
- 2 tsk groft havsalt
- 1 tsk rødt chilepulver eller cayennepepper
- 2 grønne peberfrugter, kernet og skåret i tern

INSTRUKTIONER:
a) Varm olien op i en tyk pande ved middel varme.
b) Tilsæt spidskommen og gurkemeje.
c) Kog i 30 sekunder, eller indtil frøene syder.
d) Tilsæt løg, ingefærrod og hvidløg.
e) Kog, under omrøring lejlighedsvis, i 2 til 3 minutter, eller indtil let brunet.

f) Tilsæt tomater, chili, tomatpasta, garam masala, bukkehorn, vand, salt og rødt chilipulver.
g) Lad det simre uden låg i 8 minutter.
h) Kog i yderligere 2 minutter efter tilsætning af peberfrugter.
i) Vend forsigtigt tofuen i.
j) Kog i yderligere 2 minutter, eller indtil den er gennemvarmet.

41. Spidskommen Kartoffel Hash

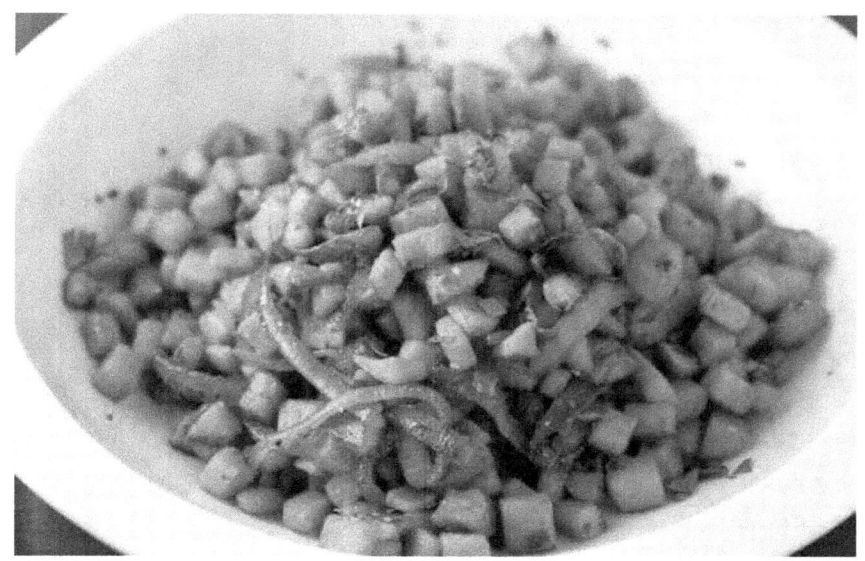

Gør: 4 portioner

INGREDIENSER:
- 1 spsk spidskommen frø
- 1 spsk olie
- ½ tsk mangopulver
- 1 grøn thai-, serrano- eller cayenne-chiles, stilke fjernet, skåret i tynde skiver
- ¼ kop hakket frisk koriander, hakket
- 1 løg, pillet og skåret i tern
- ½ tsk asafoetida
- ½ tsk gurkemejepulver
- 1 stykke ingefærrod, skrællet og revet eller hakket
- Saft af ½ citron
- 3 kogte kartofler, skrællet og skåret i tern
- 1 tsk groft havsalt

INSTRUKTIONER:
a) Opvarm olien i en dyb, tung pande ved middel varme.
b) Tilsæt spidskommen, asafoetida, gurkemeje og mangopulver.
c) Kog i 30 sekunder, eller indtil frøene syder.
d) Tilsæt løg og ingefærrod, og steg i endnu et minut under konstant omrøring for at undgå at klæbe.
e) Tilsæt kartoflerne og salt.
f) Kog til kartoflerne er gennemvarme.
g) Pynt med chili, koriander og citronsaft på toppen.
h) Server med roti eller naan eller rullet i en besan poora eller dosa.

42. Sennepskernekartoffelhash

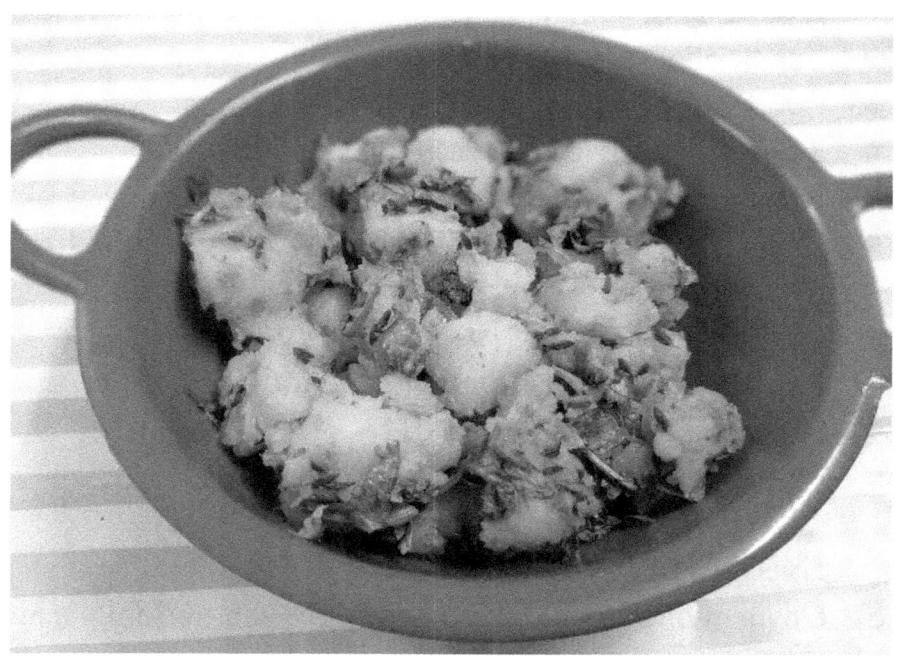

Gør: 4 portioner

INGREDIENSER:
- 1 spsk olie
- 1 gult eller rødløg, pillet og skåret i tern
- 3 kogte kartofler, skrællet og skåret i tern
- 1 tsk gurkemejepulver
- 1 grøn thai-, serrano- eller cayenne-chiles, stilke fjernet, skåret i tynde skiver
- 1 tsk sorte sennepsfrø
- 1 spsk delt gram, udblødt i kogende vand
- 10 karryblade, hakket groft
- 1 tsk groft hvidt salt

INSTRUKTIONER:
a) Opvarm olien i en dyb, tung pande ved middel varme.
b) Tilsæt gurkemeje, sennep, karryblade og drænet delt gram.
c) Kog i 30 sekunder under konstant omrøring for at undgå at klæbe.
d) Rør løget i.
e) Kog i 2 minutter, eller indtil let brunet.
f) Tilsæt kartofler, salt og chili.
g) Kog i yderligere 2 minutter.
h) Server med roti eller naan eller rullet i en besan poora eller dosa.

43. Helbredende P ea og Hvidkål

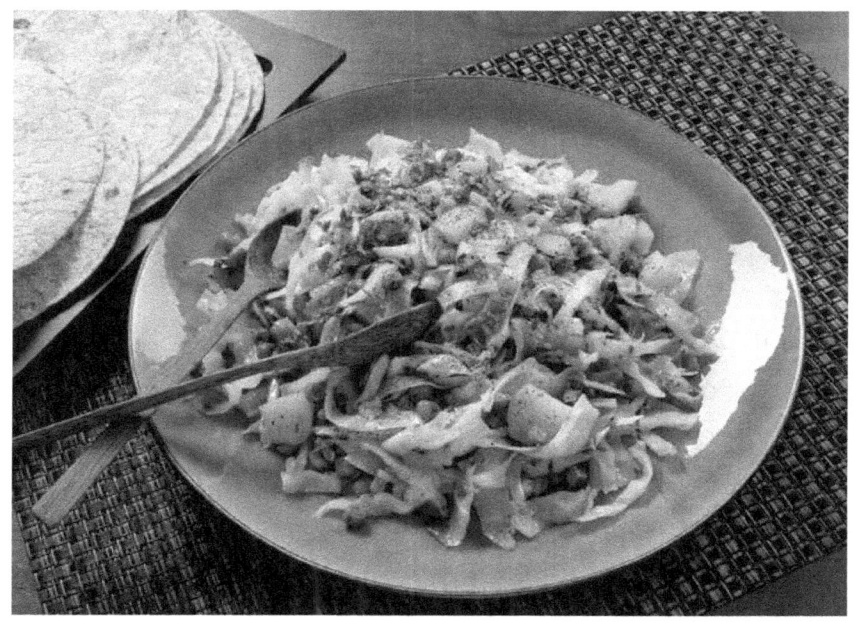

Gør: 7 kopper

INGREDIENSER:
- 1 spsk spidskommen frø
- 1 tsk gurkemejepulver
- 1 kop ærter, friske eller frosne
- 1 kartoffel, skrællet og skåret i tern
- 1 tsk stødt koriander
- 1 tsk stødt spidskommen
- ½ gult eller rødløg, pillet og skåret i tern
- 3 spsk olie
- 1 stykke ingefærrod, skrællet og revet eller hakket
- 6 fed hvidløg, pillet og hakket
- 1-hoved hvidkål, fintrevet
- ½ tsk rødt chilipulver eller cayennepepper
- 1¼ tsk havsalt
- 1 grøn thai-, serrano- eller cayenne-chile, stilken fjernet, hakket
- 1 tsk kværnet sort peber

INSTRUKTIONER:
a) Bland alle ingredienserne og lad det simre i 4 timer.

44. Kål med sennepsfrø og kokos

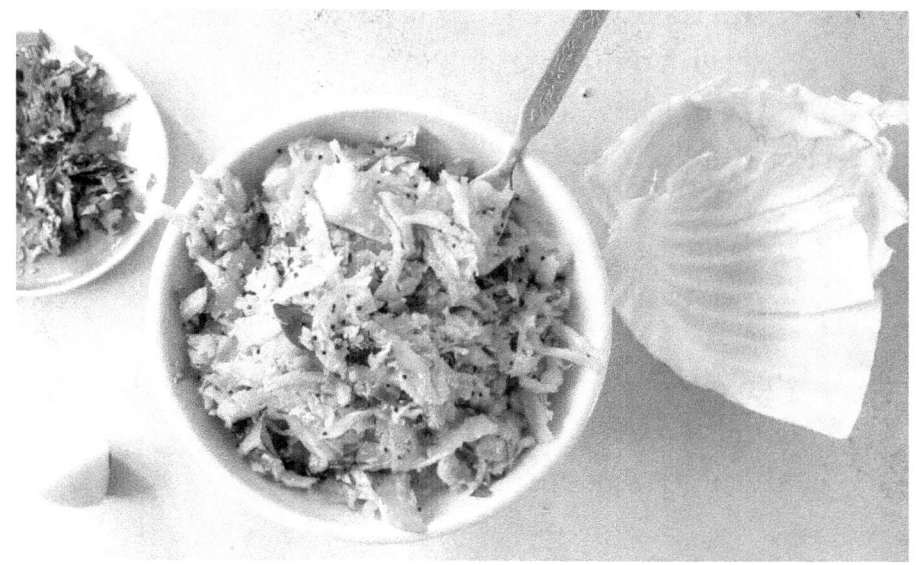

Gør: 6 portioner

INGREDIENSER:
- 12 karryblade, groft hakket
- 1 tsk groft havsalt
- 2 spsk hele, flåede sorte linser, udblødt i kogende vand
- 2 spsk kokosolie
- 2 spsk usødet strimlet kokosnød
- 1 hoved hvidkål, hakket
- ½ tsk asafoetida
- 1 thai-, serrano- eller cayenne-chiles, stilke fjernet, skåret i skiver
- 1 tsk sorte sennepsfrø

INSTRUKTIONER:
a) Opvarm olien i en dyb, tung pande ved middel varme.
b) Tilsæt asafoetida, sennep, linser, karryblade og kokosnød.
c) Opvarm i 30 sekunder, eller indtil frøene springer.
d) Undgå at brænde karrybladene eller kokosnødden.
e) Fordi frøene kan falde ud, så hold et låg i nærheden.
f) Tilsæt kål og salt.
g) Kog i 2 minutter under jævnlig omrøring, indtil kålen visner.
h) Bland chilien i.
i) Server med det samme, enten lun eller kold, med roti eller naan.

45. Stringbønner med kartofler

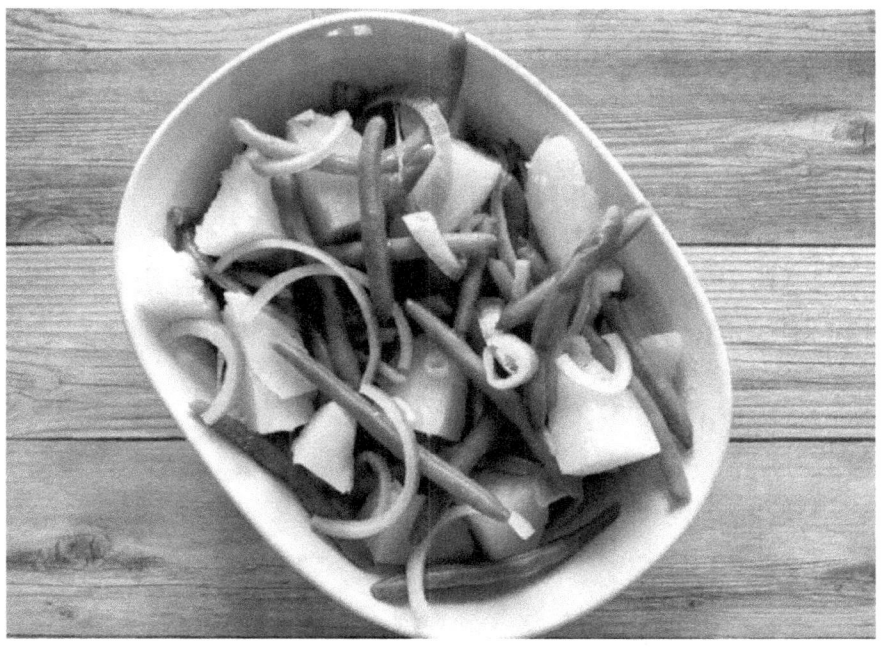

Gør: 5 portioner

INGREDIENSER:
- 1 tsk spidskommen frø
- 1 kartoffel, skrællet og skåret i tern
- ¼ kop vand
- ½ tsk gurkemejepulver
- 1 rødt eller gult løg, pillet og skåret i tern
- 1 stykke ingefærrod, skrællet og revet eller hakket
- 3 fed hvidløg, pillede og revet eller hakket
- 4 kopper hakkede bønner
- 1 spsk olie
- 1 thai-, serrano- eller cayenne-chiles, hakket
- 1 tsk groft havsalt
- 1 tsk rødt chilepulver eller cayennepepper

INSTRUKTIONER:
a) Varm olien op i en tung, dyb pande ved middel varme.
b) Tilsæt spidskommen og gurkemeje og kog i 30 sekunder, eller indtil frøene syder.
c) Tilsæt løg, ingefærrod og hvidløg.
d) Kog i 2 minutter, eller indtil let brun.
e) Tilsæt kartoflen og kog under konstant omrøring i yderligere 2 minutter.
f) Tilsæt vand for at undgå at klæbe.
g) Bland bønnerne i.
h) Kog, under omrøring af og til, i 2 minutter.
i) Tilsæt chili, salt og rødt chilipulver til en røreskål.
j) Lad det simre i 15 minutter, tildækket, indtil bønnerne og kartoflerne er bløde.

46. Aubergine med kartofler

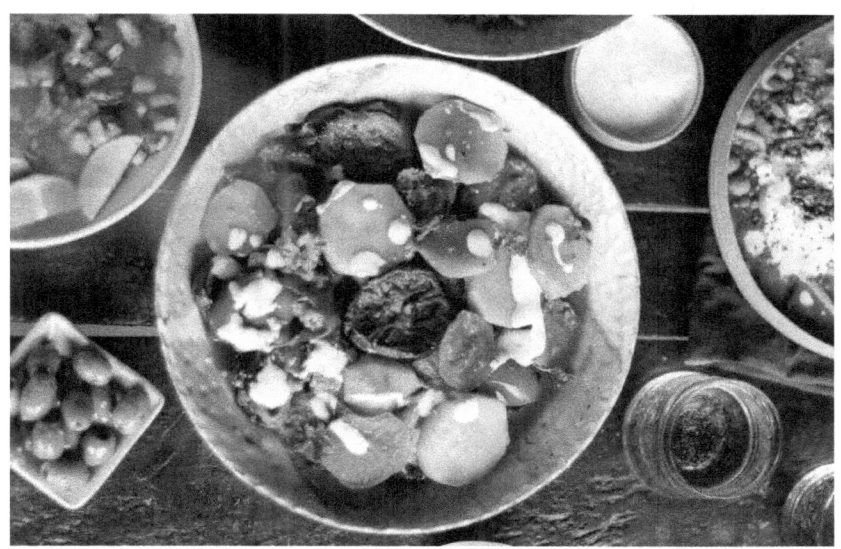

Gør: 6 portioner

INGREDIENSER:
- 2 spsk olie
- ½ tsk asafoetida
- 2 tsk groft havsalt
- 1 tomat, groft hakket
- 4 auberginer med skind, groft hakket, træagtige ender medfølger
- 1 spsk stødt koriander
- 2 thai-, serrano- eller cayenne-chiles, hakket
- 1 tsk spidskommen frø
- ½ tsk gurkemejepulver
- 1 stykke ingefærrod, skrællet og skåret i lange tændstik
- 4 fed hvidløg, pillede og groft hakket
- 1 spsk garam masala
- 1 kartoffel, kogt, skrællet og groft hakket
- 1 løg, pillet og hakket groft
- 1 tsk rødt chilepulver eller cayennepepper
- 2 spsk hakket frisk koriander, til pynt

INSTRUKTIONER:
a) Opvarm olien i en dyb, tung pande ved middel varme.
b) Tilsæt asafoetida, spidskommen og gurkemeje.
c) Kog i 30 sekunder, eller indtil frøene syder.
d) Tilsæt ingefærrod og hvidløg.
e) Kog i yderligere 2 minutter, eller indtil løg og chili er let brune.
f) Kog i 2 minutter efter tilsætning af tomat.

g) Rør aubergine og kartofler i.
h) Tilsæt salt, garam masala, koriander og rødt chilipulver.
i) Lad det simre i 10 minutter mere.
j) Server med roti eller naan og pynt med koriander.

47. Masala rosenkål

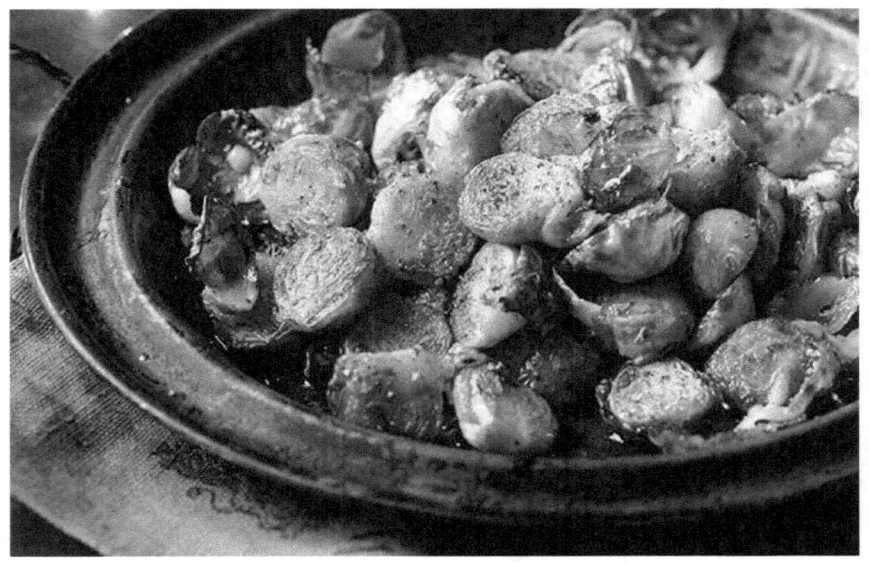

Gør: 4 portioner

INGREDIENSER:
- 1 spsk olie
- 1 tsk spidskommen frø
- 2 kopper Gila Masala
- 1 kop vand
- 4 spsk cashewcreme
- 4 kopper rosenkål, skåret og halveret
- 2 thai-, serrano- eller cayenne-chiles, hakket
- 2 tsk groft havsalt
- 1 tsk garam masala
- 1 tsk stødt koriander
- 1 tsk rødt chilepulver eller cayennepepper
- 2 spsk hakket frisk koriander, til pynt

INSTRUKTIONER:
a) Opvarm olien i en dyb, tung pande ved middel varme.
b) Tilsæt spidskommen og kog i 30 sekunder, eller indtil frøene syder.
c) Tilsæt den helbredende tomatsuppefond, vand, cashewcreme, rosenkål, chili, salt, garam masala, koriander og rødt chilipulver.
d) Bring i kog.
e) Lad det simre i 12 minutter, indtil rosenkålen er møre.
f) Top med koriander.

48. græsk blomkål

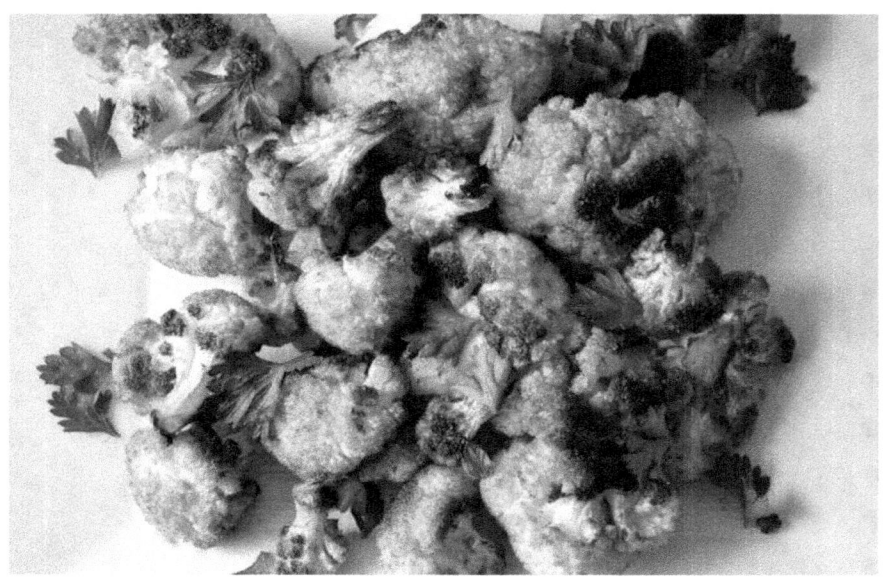

Gør: 2

INGREDIENSER:
- ½ hoved blomkål, skåret i mundrette stykker
- 2 tomater
- 1 agurk, i tern
- ½ rød peberfrugt i tern
- ½ bundt mynte
- ½ bundt koriander
- ½ bundt basilikum
- ¼ kop purløg
- 10 sorte oliven, udstenede
- ½ kasse med solsikkeskud, cirka 1,5 ounce
- 1 spsk olivenolie
- ½ spsk limesaft

INSTRUKTIONER:
a) Puls blomkål i en foodprocessor, indtil det minder om couscous.
b) Bland det hele i en røreskål, inklusive oliven og solsikkespirer.
c) Dryp med olie og et skvis lime, og kom derefter sammen.

49. Cremet zucchinipasta

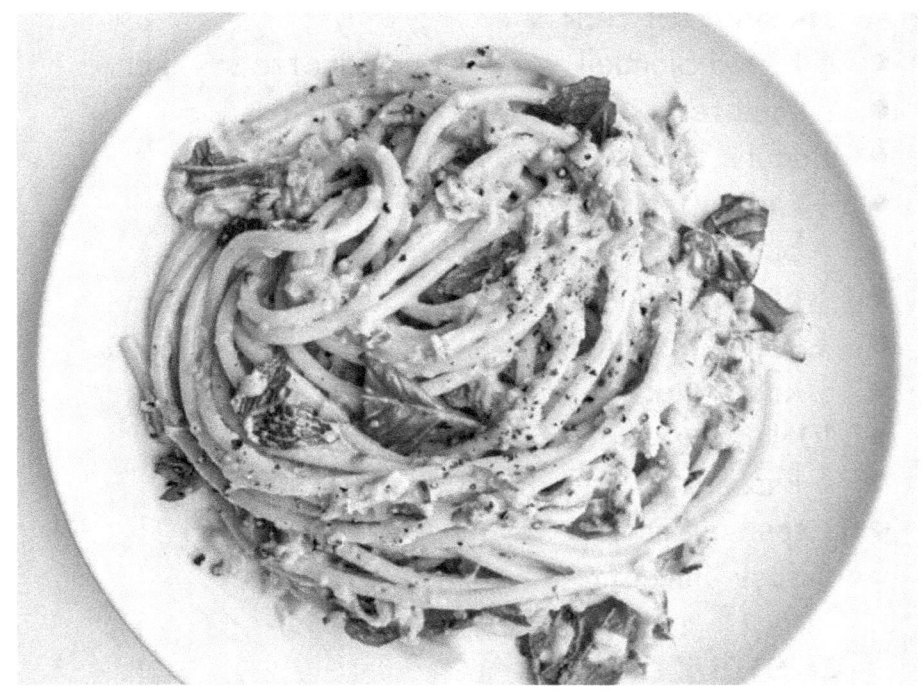

Gør: 2

INGREDIENSER:
- 1 ounce spirede ærter
- 1 Zucchini, revet

CREMET SAUS:
- ½ kop pinjekerner, knuste
- 2 spsk olivenolie
- 1 spsk citronsaft
- 4 spsk vand
- en knivspids salt

INSTRUKTIONER:
a) Kom zucchinien i en skål og smag til med salt.
b) Tilsæt de malede pinjekerner.
c) Bland olivenolie, citronsaft, vand og en knivspids salt i.
d) Blend indtil der dannes en sauce.
e) Fordel saucen over zucchinien.
f) Top med ærteskud.

50. Zucchini med græskarpesto

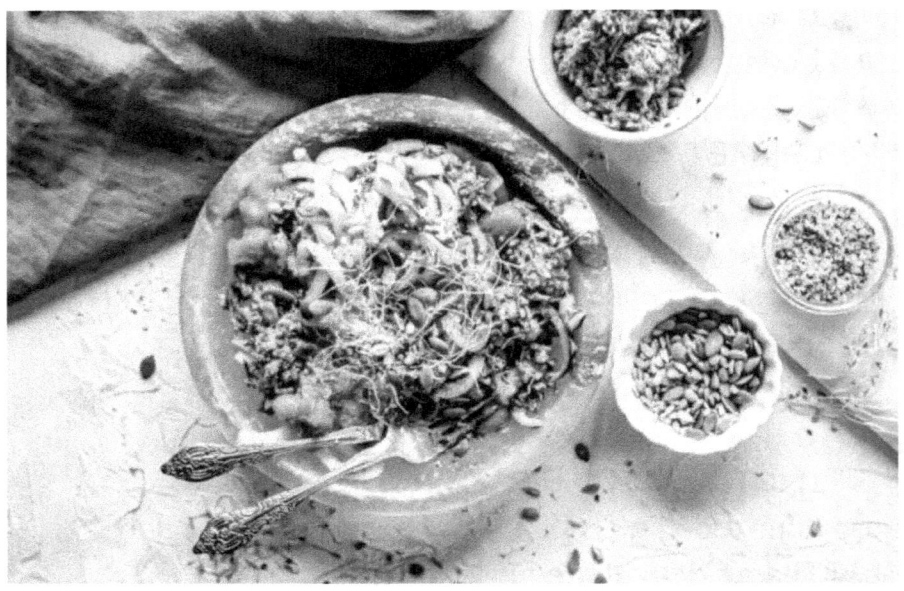

Gør: 2-3 portioner

INGREDIENSER:
GÆRSKIN PESTO:
- ½ kop græskarkerner
- ⅜ kop olivenolie
- 1 spsk citronsaft
- 1 knivspids salt
- 1 bundt basilikum

TOPPING:
- 7 sorte oliven
- 5 cherrytomater

INSTRUKTIONER:
a) Puls græskarkernerne til fint mel i en foodprocessor.
b) Bland olivenolie, citronsaft og salt i, indtil det er godt blandet.
c) Rør basilikumbladene i.
d) Kombiner zucchini og pesto i en røreskål, og top med oliven og cherrytomater.

51. Dilled Zucchini Pilaf

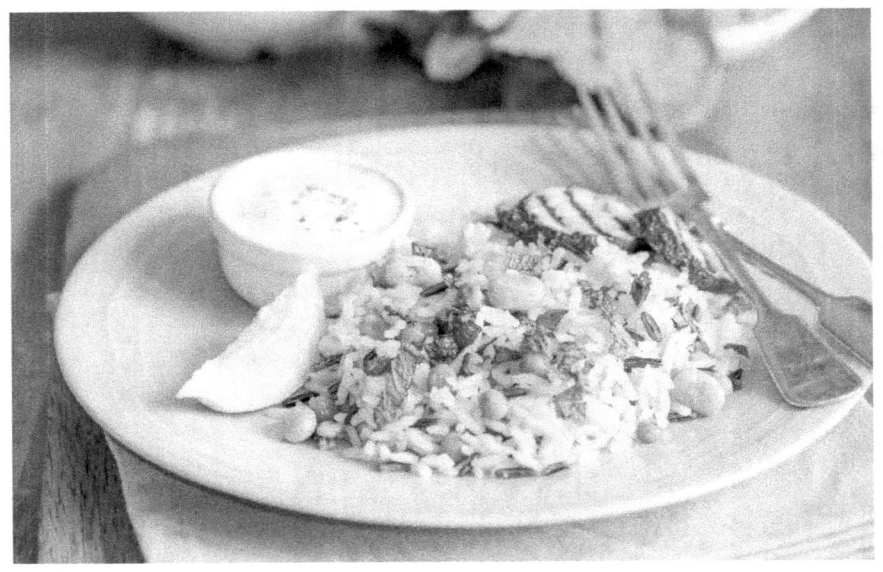

Gør: 4-6

INGREDIENSER:
- ¾ kop hvide basmatiris, skyllet og sigtet
- ¼ kop quinoa, skyllet og sigtet
- ½ spsk finthakket ingefær
- 2 kopper revet zucchini
- ½ kop hakket dild
- 3 spsk økologisk kokosolie
- 2 kopper vand
- Salt efter smag

INSTRUKTIONER:
a) Smelt kokosolien og svits ingefæren i 15 sekunder, indtil den dufter.
b) Tilsæt ris og quinoa og rør i 1 minut.
c) Tilsæt vandet, rør godt rundt og lad blandingen koge op. Tilsæt revet zucchini og rør rundt.
d) Lad det simre under låg i 10-12 minutter.
e) Tilsæt dild og salt efter smag, og rør forsigtigt med en gaffel.
f) Serveres varm.

52. Couscous Cremini Pilaf

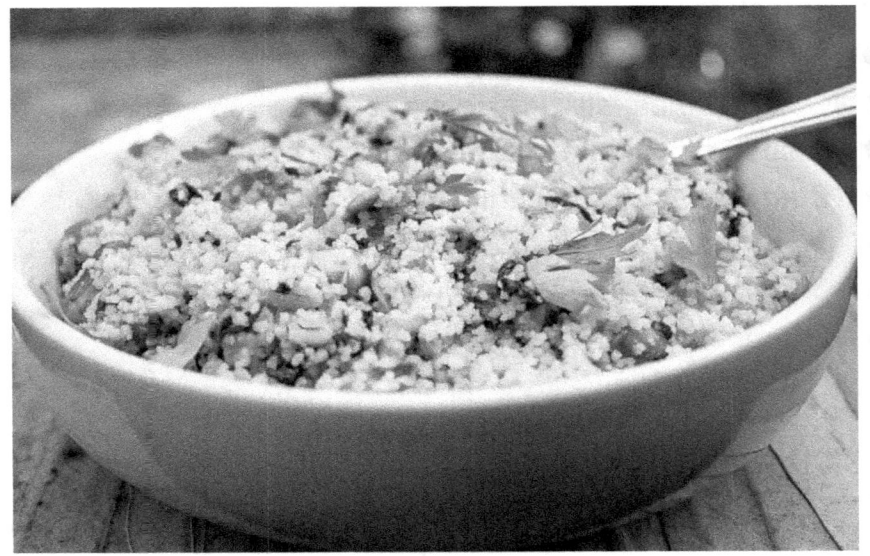

Gør: 2

INGREDIENSER:
- 3 spsk olivenolie, delt
- 14 ounce cremini-svampe, skåret i skiver
- 1 lille løg, hakket
- 2 selleristængler, hakket
- 1 mellemstor gulerod, hakket
- $\frac{1}{4}$ kop hvidvin
- 1 spsk varm sauce
- $\frac{1}{2}$ tsk stødt koriander
- $\frac{1}{2}$ tsk stødt spidskommen
- $\frac{1}{2}$ tsk løgpulver
- 1 kop tør couscous
- 2 dl grøntsagsfond
- $\frac{1}{2}$ tsk salt
- $\frac{1}{4}$ tsk peber
- $\frac{3}{4}$ kop frosne ærter
- 1 spsk frisk persille, hakket

INSTRUKTIONER:
a) I en stor stegepande opvarmes 1 spsk af olivenolien over medium-høj varme.
b) Tilsæt de skivede svampe og sauter, indtil de begynder at blive brune, cirka 3 til 5 minutter.
c) Fjern fra panden og stil til side.
d) Tilsæt den resterende olivenolie, hakket løg, selleri og gulerod i samme stegepande.

e) Kog i 3 til 5 minutter, indtil løget er gennemsigtigt, og sellerien er mør.
f) Tilsæt koriander, spidskommen og løgpulver og rør hvidvinen i.
g) Tilsæt couscous og grøntsagsfond, smag til med salt og peber og rør godt rundt.
h) Skru ned for varmen og kog i cirka 7 minutter.
i) Tilsæt den varme sauce og frosne ærter og fortsæt med at koge i yderligere 3 minutter.
j) Rør svampene i.
k) Pynt med frisk persille og server lun.

53. Healing asparges Risotto

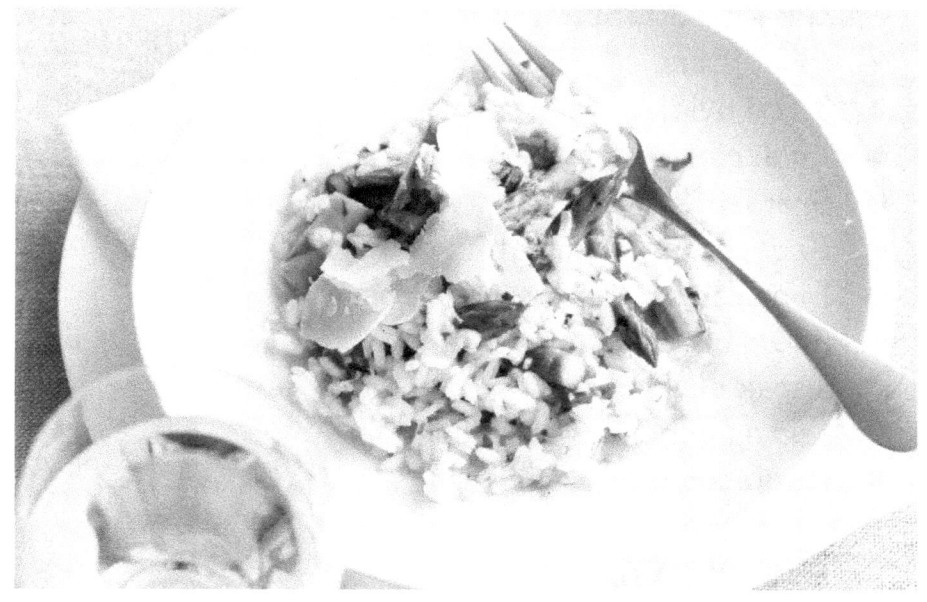

Gør: 2

INGREDIENSER:
- 1 løg, i tern
- 3 fed hvidløg, i tern
- 1 gulerod, revet
- Grøntsagslager
- 10 asparges, trimmet
- 1 kop ærter, friske eller frosne
- 250 g arborio ris
- 1 spsk olivenolie
- salt og peber efter smag
- friske krydderurter

INSTRUKTIONER:
a) I en gryde bringes grøntsagsbouillonen til at simre let.
b) I en gryde med bred bund varmes lidt olivenolie op ved middel varme.
c) Læg aspargestoppene i og steg dem let i 2 minutter.
d) Fjern fra panden, derefter til den samme pande, tilsæt hakkede løg og svits dem, indtil de er gyldne og gennemsigtige.
e) Tilsæt hvidløg og gulerødder, sauter i et minut eller to, tilsæt derefter ris- og aspargesstykkerne, og rør det godt rundt.
f) Efter et minut eller to hælder du halvdelen af grøntsagsfonden i og lad risene absorbere væskerne.
g) Skrab bunden af gryden for eventuelle rester og rør risene i væsken godt.

h) Bring varmen til en lav og lad risottoen simre og koge væk.
i) Rør hvert par minutter og tilsæt mere væske efter behov.
j) Kog risene i cirka 10 minutter mere, indtil risene er næsten kogte, og rør derefter ærterne i.
k) Friske ærter behøver kun et par minutter at koge.
l) På dette tidspunkt er din risotto næsten kogt.
m) Smag den til med salt, peber og hakkede friske krydderurter efter smag.
n) Serveres varm og toppet med aspargestoppe, nogle flere friske krydderurter og et par dråber olivenolie.

54. Bulgur med græskarsauce

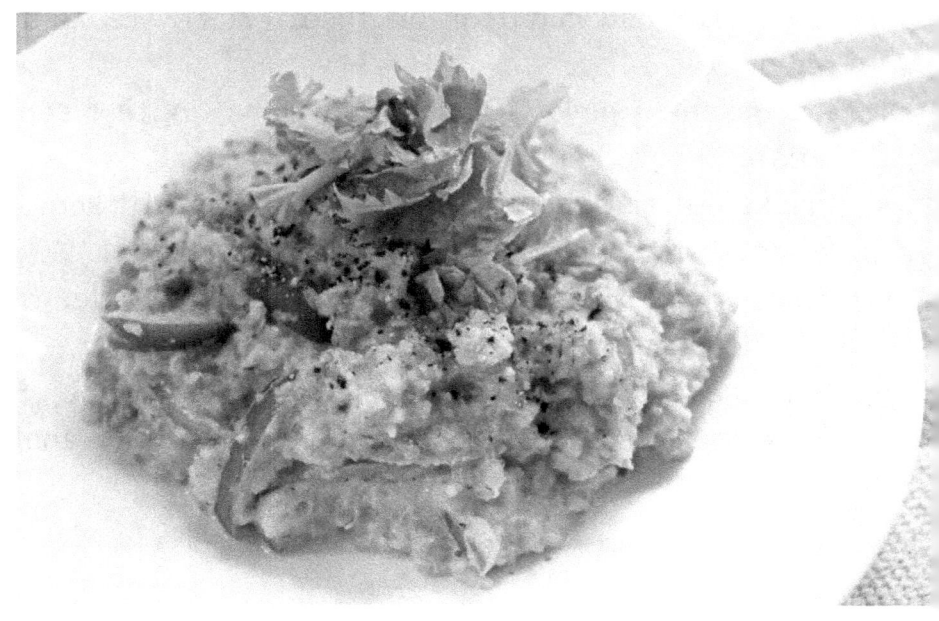

Giver: 1 portion

INGREDIENSER:
TIL BULGUREN
- 1,5 kop bulgur, udblødt
- ¼ kop grøn peberfrugt, skåret i tynde tern
- ¼ kop hakkede bladselleri

TIL GÆRSAKENSAUCEN:
- ½ kop dampet græskar
- 3 dyngede teskefulde chunky kogt havregryn
- 1 dynger spiseskefuld næringsgær
- 2 spsk cremet vegansk tahini
- 1,5 spsk citronsaft
- ¼ tsk salt

INSTRUKTIONER:
a) Kom alle sauce ingredienser i en blender eller foodprocessor.
b) Tilsæt sauce til bulgar og rør peberfrugt og bladselleri i.
c) Top med friskkværnet sort peber.

HOVEDRET: BÆGGER OG KORN

55. Bælgplante Street Salat

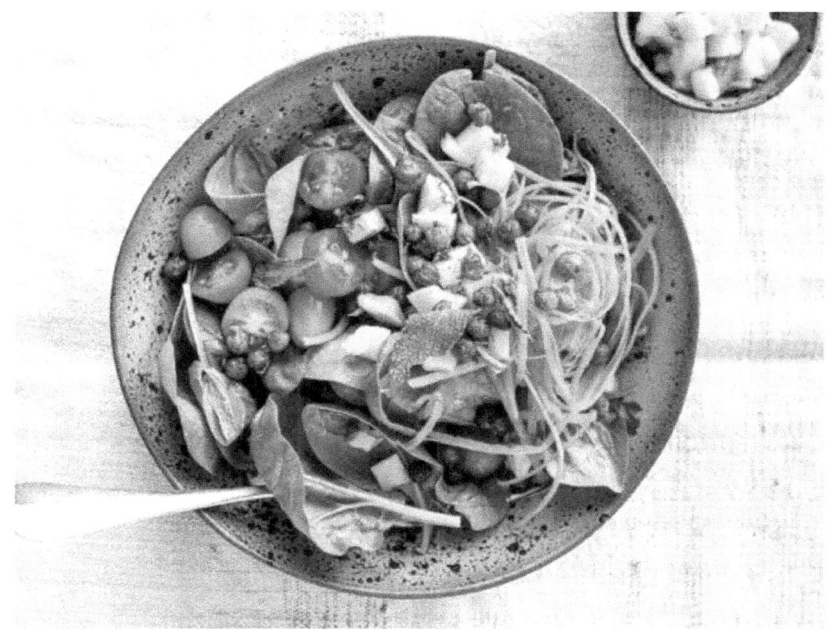

Gør: 6 portioner

INGREDIENSER:
- 4 kopper kogte bønner eller linser
- 1 rødløg, pillet og skåret i tern
- 1 tomat, i tern
- 1 agurk, skrællet og skåret i tern
- 1 daikon, skrællet og revet
- 1 grøn thai-, serrano- eller cayenne-chile, hakket
- $\frac{1}{4}$ kop hakket frisk koriander, hakket
- Saft af 1 citron
- 1 tsk groft havsalt
- $\frac{1}{2}$ tsk sort salt
- $\frac{1}{2}$ tsk Chaat Masala
- $\frac{1}{2}$ tsk rødt chilipulver eller cayennepepper
- 1 tsk frisk hvid gurkemeje, skrællet og revet

INSTRUKTIONER:
a) I en dyb skål blandes alle ingredienserne.

56.Masala bønner og grøntsager

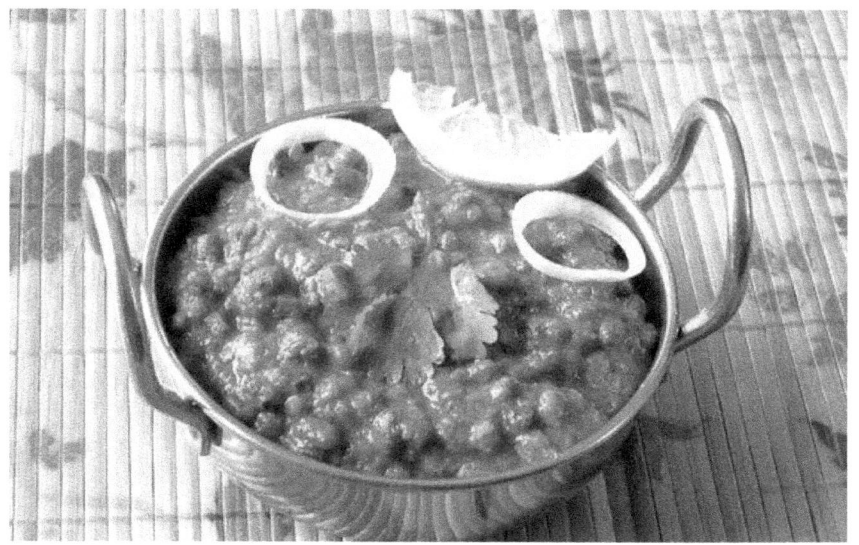

Gør: 5 portioner

INGREDIENSER:
- 1 kop Gila Masala
- 1 kop hakkede grøntsager
- 2 thai-, serrano- eller cayenne-chiles, hakket
- 1 tsk garam masala
- 1 tsk stødt koriander
- 1 tsk ristet stødt spidskommen
- ½ tsk rødt chilipulver eller cayennepepper
- 1½ tsk groft havsalt
- 2 kopper vand
- 2 kopper kogte bønner
- 1 spsk hakket frisk koriander, til pynt

INSTRUKTIONER:
a) Varm Gila Masalaen op i en stor, tung gryde ved middel varme, indtil den begynder at boble.
b) Tilsæt grøntsager, chili, garam masala, koriander, spidskommen, rød chilipulver, salt og vand.
c) Kog i 20 minutter, eller indtil grøntsagerne er bløde.
d) Tilsæt bønnerne.
e) Server pyntet med koriander.

57. Hel bønnesalat med kokosnød

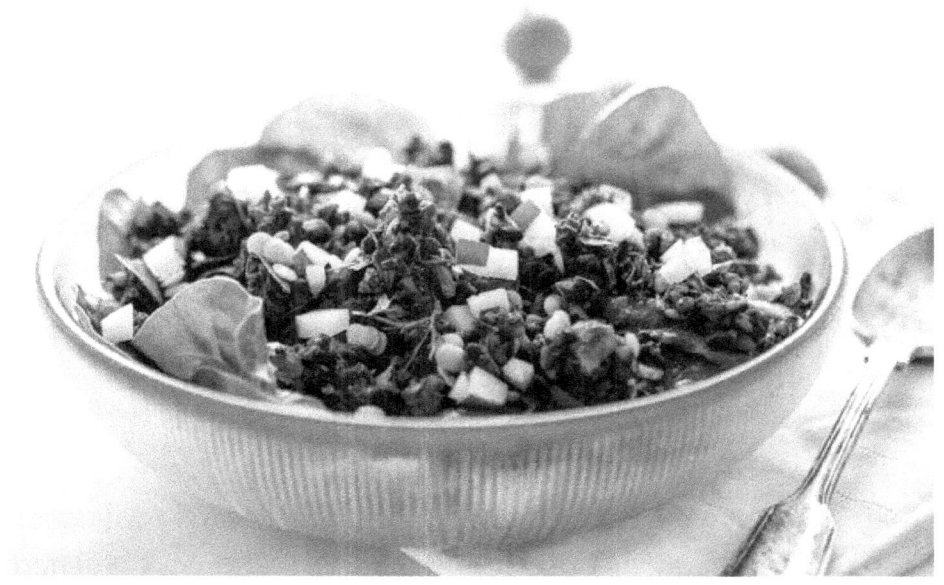

Gør: 4 portioner

INGREDIENSER:
- 2 spsk kokosolie
- ½ tsk asafoetida
- 1 tsk sorte sennepsfrø
- 10-12 karryblade, groft hakket
- 2 spsk usødet strimlet kokosnød
- 4 kopper kogte bønner
- 1 tsk groft havsalt
- 1 thai, serrano eller cayenne chili,

INSTRUKTIONER:
a) Opvarm olien i en dyb, tung pande ved middel varme.
b) Tilsæt asafoetida, sennep, karryblade og kokosnød.
c) Opvarm i 30 sekunder, eller indtil frøene springer.
d) Tilsæt bønner, salt og chili.
e) Server efter grundig blanding.

58. Karrybønner eller linser

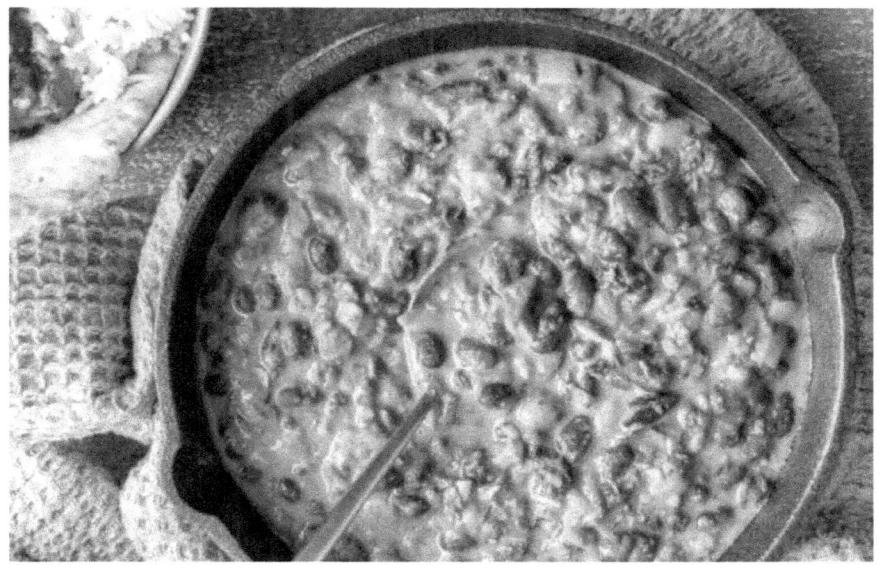

Gør: 5 portioner

INGREDIENSER:
- 2 spsk olie
- ½ tsk asafoetida
- 2 tsk spidskommen frø
- ½ tsk gurkemejepulver
- 1 kanelstang
- 1 kassia blad
- ½ gult eller rødløg, pillet og finthakket
- 1 stykke ingefærrod, skrællet og revet eller hakket
- 4 fed hvidløg, pillede og revet eller hakket
- 2 tomater, skrællet og skåret i tern
- 2-4 grønne thai-, serrano- eller cayenne-chiles, hakket
- 4 kopper kogte bønner eller linser
- 4 kopper vand
- 1½ tsk groft havsalt
- 1 tsk rødt chilepulver eller cayennepepper
- 2 spsk hakket frisk koriander, til pynt

INSTRUKTIONER:
a) Varm olien op i en tyk gryde ved middel varme.
b) Tilsæt asafoetida, spidskommen, gurkemeje, kanel og kassiablad og kog i 30 sekunder, eller indtil frøene syder.
c) Tilsæt løget og steg i 3 minutter, eller indtil det er let brunet.
d) Tilsæt ingefærrod og hvidløg.
e) Kog i yderligere 2 minutter.

f) Tilsæt tomater og grønne chili.
g) Lad det simre i 5 minutter, eller indtil tomaterne er bløde.
h) Kog i yderligere 2 minutter efter tilsætning af bønner eller linser.
i) Tilsæt vand, salt og rød chilipulver.
j) Bring vandet i kog.
k) Lad det simre i 10 til 15 minutter.
l) Server pyntet med koriander.

59. Linser med karryblade

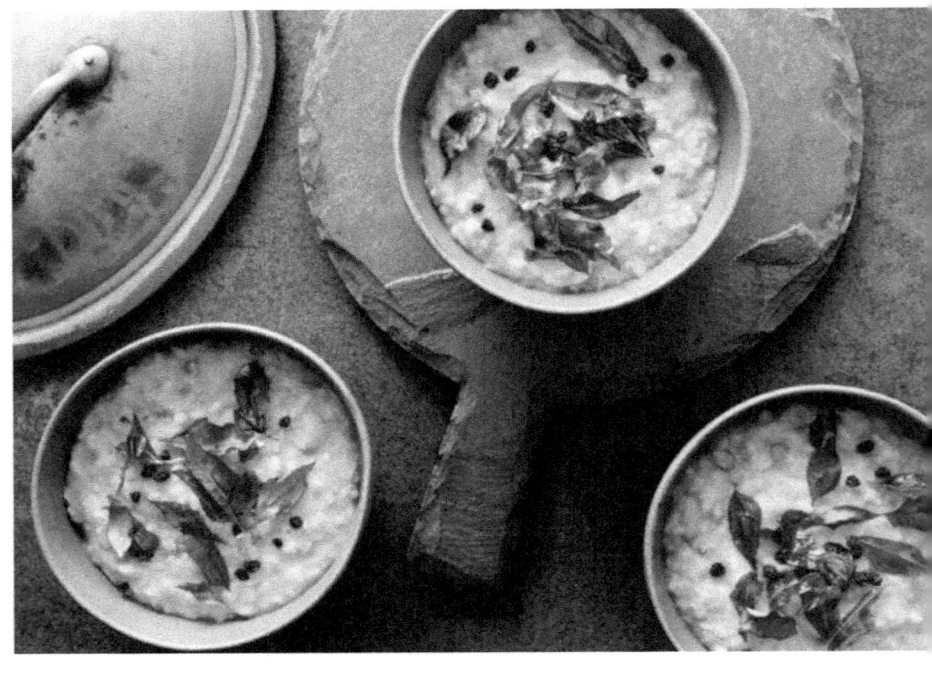

Gør: 6 portioner

INGREDIENSER:
- 2 spsk kokosolie
- ½ tsk asafoetida pulver
- ½ tsk gurkemejepulver
- 1 tsk spidskommen frø
- 1 tsk sorte sennepsfrø
- 20 friske karryblade, groft hakket
- 6 hele tørrede røde chilipeber, groft hakket
- ½ gult eller rødløg, pillet og skåret i tern
- 14-ounce dåse kokosmælk, let eller fuldfedt
- 1 kop vand
- 1 tsk Rasam-pulver eller Sambhar Masala
- 1½ tsk groft havsalt
- 1 tsk rødt chilepulver eller cayennepepper
- 3 kopper kogte linser
- 1 spsk hakket frisk koriander, til pynt

INSTRUKTIONER:
a) Forvarm olien over middel varme.
b) Tilsæt asafoetida, gurkemeje, spidskommen, sennep, karryblade og rød chilipeber.
c) Kog i 30 sekunder, eller indtil frøene syder.
d) Bland løget i.
e) Kog i cirka 2 minutter, omrør ofte for at undgå at klæbe.
f) Tilsæt kokosmælk, vand, Rasam-pulver eller Sambhar Masala, salt og rødt chilipulver.

g) Bring det i kog, og lad det simre i 2 minutter, eller indtil smagene trækker mælken.
h) Tilsæt linserne.
i) Lad det simre i 4 minutter.
j) Server pyntet med koriander.

60. Goan linse kokosnød Karry

Gør: 6 portioner

INGREDIENSER:
- 1 spsk olie
- ½ løg, pillet og skåret i tern
- 1 stykke ingefærrod, skrællet og revet eller hakket
- 4 fed hvidløg, pillede og revet eller hakket
- 1 tomat, i tern
- 2 grønne thai-, serrano- eller cayenne-chiles, hakket
- 1 spsk stødt koriander
- 1 spsk stødt spidskommen
- 1 tsk gurkemejepulver
- 1 tsk tamarindpasta
- 1 tsk jaggery eller brun farin
- 1½ tsk groft havsalt
- 3 kopper vand
- 4 kopper kogte hele linser
- 1 kop kokosmælk, almindelig eller let
- Saft af ½ citron
- 1 spsk hakket frisk koriander, til pynt

INSTRUKTIONER:
a) Varm olien op i en stor, tung gryde ved middel varme.
b) Tilsæt løg, og steg i 2 minutter, eller indtil løget er let brunet.
c) Tilsæt ingefærrod og hvidløg.
d) Kog i et minut mere.
e) Tilsæt tomat, chili, koriander, spidskommen, gurkemeje, tamarind, jaggery, salt og vand.

f) Bring det i kog, reducer derefter til lav varme og læg låg på i 15 minutter.
g) Tilsæt linser og kokosmælk.
h) Tilsæt citronsaft og koriander efter smag.

61. Chana Masala bælgfrugter

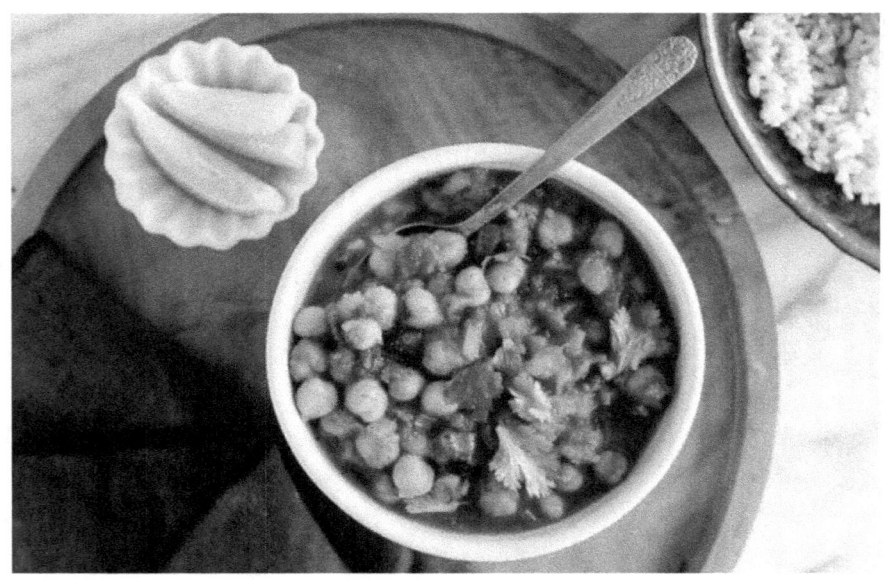

Gør: 6 portioner

INGREDIENSER:
- 2 spsk olie
- 1 tsk spidskommen frø
- ½ tsk gurkemejepulver
- 2 spsk Chana Masala
- 1 gult eller rødløg, pillet og skåret i tern
- 1 stykke ingefærrod, skrællet og revet eller hakket
- 4 fed hvidløg, pillede og revet eller hakket
- 2 tomater, i tern
- 2 grønne thai-, serrano- eller cayenne-chiles, hakket
- 1 tsk rødt chilepulver eller cayennepepper
- 1 spsk groft havsalt
- 1 kop vand
- 4 kopper kogte bønner eller linser

INSTRUKTIONER:
a) Opvarm olien i en dyb, tung pande ved middel varme.
b) Tilsæt spidskommen, gurkemeje og Chana Masala og kog i 30 sekunder, eller indtil frøene syder.
c) Tilsæt løget og steg i cirka et minut, eller indtil det er blødt.
d) Tilsæt ingefærrod og hvidløg.
e) Kog i et minut mere.
f) Tilsæt tomater, grønne chili, rød chili pulver, salt og vand.
g) Bring det i kog, og lad det simre i 10 minutter, eller indtil alle ingredienserne er blandet.

h) Kog bønnerne eller linserne møre.

62. Langsomt kogte bønner og linser

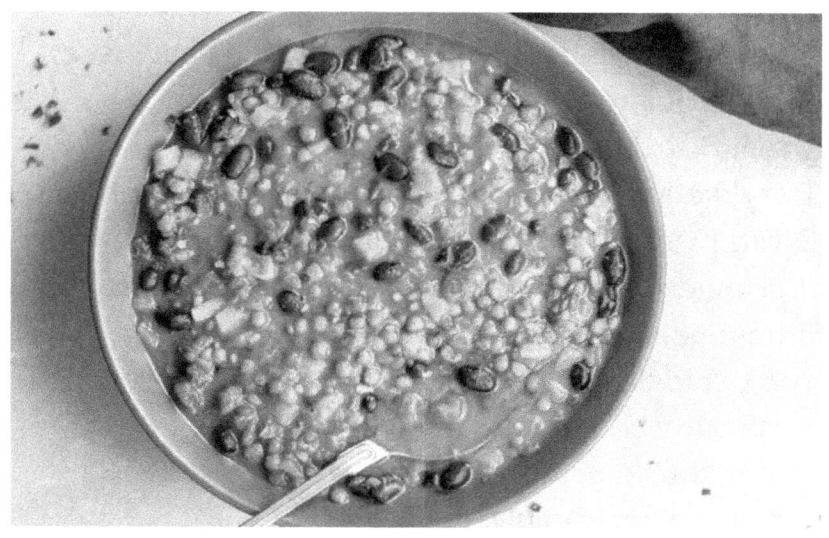

Gør: 8

INGREDIENSER:
- 2 kopper tørrede lima bønner, plukket og vasket
- ½ gult eller rødløg, pillet og hakket groft
- 1 tomat, i tern
- 1 stykke ingefærrod, skrællet og revet eller hakket
- 2 fed hvidløg, pillede og revet eller hakket
- 2 grønne thai-, serrano- eller cayenne-chiles, hakket
- 3 hele nelliker
- 1 tsk spidskommen frø
- 1 tsk rødt chilepulver eller cayennepepper
- en teskefuld groft havsalt
- ½ tsk gurkemejepulver
- ½ tsk garam masala
- 7 kopper vand
- ¼ kop hakket frisk koriander

INSTRUKTIONER:
a) I slowcookeren kombineres alle ingredienserne undtagen koriander.
b) Kog ved høj varme i 7 timer, eller indtil bønnerne er brudt sammen og bliver cremede.
c) Tag nellikeren ud.
d) Pynt med frisk koriander.

63. Chana og Split Moong Dal med peberflager

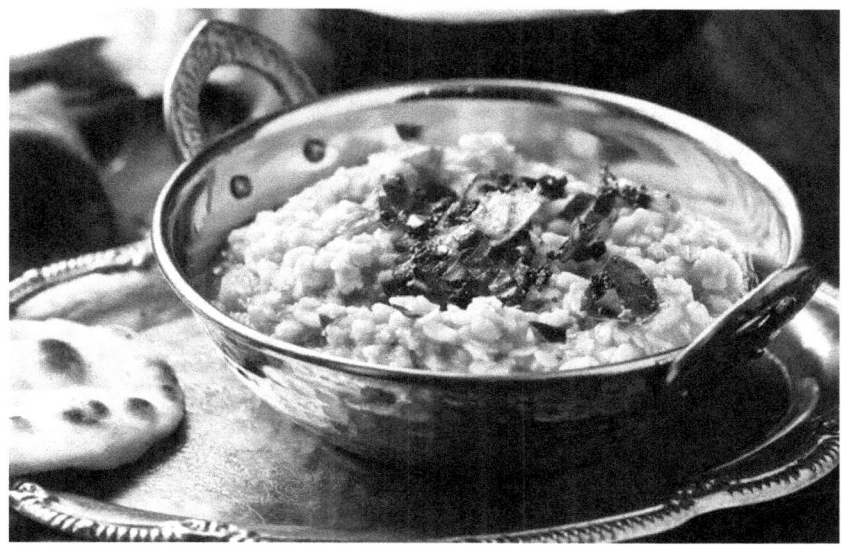

Giver: 8 portioner

INGREDIENSER:
- 1 kop delt gram, plukket og vasket
- 1 kop tørrede flækkede grønne linser med skind, plukket og vasket
- ½ gult eller rødløg, pillet og skåret i tern
- 1 stykke ingefærrod, skrællet og revet eller hakket
- 4 fed hvidløg, pillede og revet eller hakket
- 1 tomat, skrællet og skåret i tern
- 2 grønne thai-, serrano- eller cayenne-chiles, hakket
- 1 spsk plus 1 tsk spidskommen frø, delt
- 1 tsk gurkemejepulver
- 2 tsk groft havsalt
- 1 tsk rødt chilepulver eller cayennepepper
- 6 kopper vand
- 2 spsk olie
- 1 tsk rød peberflager
- 2 spsk hakket frisk koriander

INSTRUKTIONER:
a) I slowcookeren kombineres de delte gram, grønne linser, løg, ingefærrod, hvidløg, tomat, chili, 1 spiseskefuld spidskommen, gurkemeje, salt, rødt chilipulver og vand.
b) Kog i 5 timer ved høj temperatur.
c) Mod slutningen af tilberedningstiden opvarmes olien i en lav gryde ved middel varme.
d) Bland de resterende 1 tsk spidskommen i.
e) Tilsæt de røde peberflager, når olien er varm.

f) Kog i ikke mere end 30 sekunder.
g) Vend linserne med denne blanding og koriander.
h) Server som suppe.

64. Brune ris og Adzuki Bean Dhokla

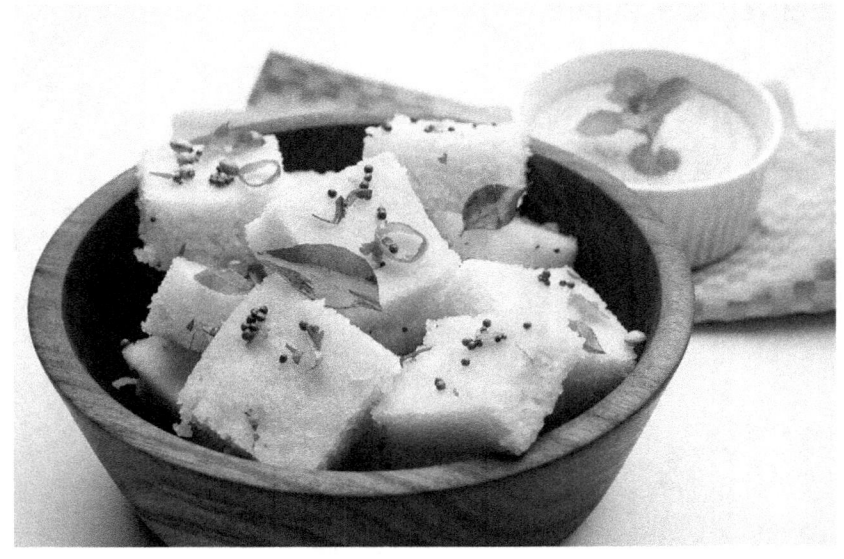

Gør: 2 dusin firkanter

INGREDIENSER
- ½ kop brune basmatiris vasket og udblødt
- ½ kop hvide basmatiris vasket og udblødt
- ½ kop hele adzuki bønner med skind plukket over, vasket og udblødt
- 2 spsk split gram, udblødt
- ¼ tsk bukkehornsfrø, udblødt
- ½ 12-ounce pakke blød silketofu
- Saft af 1 citron
- 1 tsk groft havsalt
- 1 kop vand
- ½ tsk eno eller bagepulver
- ½ tsk rødt chilepulver, cayennepepper eller paprika
- 1 spsk olie
- 1 tsk brune eller sorte sennepsfrø
- 15-20 karryblade, hakket groft
- 2 grønne thai-, serrano- eller cayenne-chiles, stængler fjernet, skåret i skiver

INSTRUKTIONER:
a) Kombiner ris- og linseblandingen, tofu, citronsaft, salt og vand i en blender, indtil det er glat.
b) Hæld blandingen i en stor røreskål.
c) Stil dejen til side i 3 timer.
d) Varm olien op i en stor, firkantet pande.
e) Drys eno eller bagepulver over bunden og rør forsigtigt 2 eller 3 gange.
f) Fordel dejen jævnt i den forberedte gryde.

g) I en dobbeltkedel, der er stor nok til at rumme din firkantede gryde, bringes lidt vand i kog.
h) Placer forsigtigt den firkantede pande i den øverste del af dobbeltkedlen.
i) Damp i 15 minutter, tildækket.
j) Fjern den firkantede pande fra dobbeltkedlen.
k) Skær dhoklaen i firkanter og anbring dem på en tallerken i pyramideform.
l) Drys med rød chili, cayennepeber eller paprika.
m) Varm lidt olie op i en sauterpande ved middel varme
n) Bland sennepsfrøene i.
o) Tilsæt karryblade og chili, når de begynder at poppe.
p) Hæld denne blanding jævnt over dhoklaen.
q) Server straks med mynte, koriander eller kokosnøddechutney ved siden af.

65. Mungbønner og ris med grøntsager

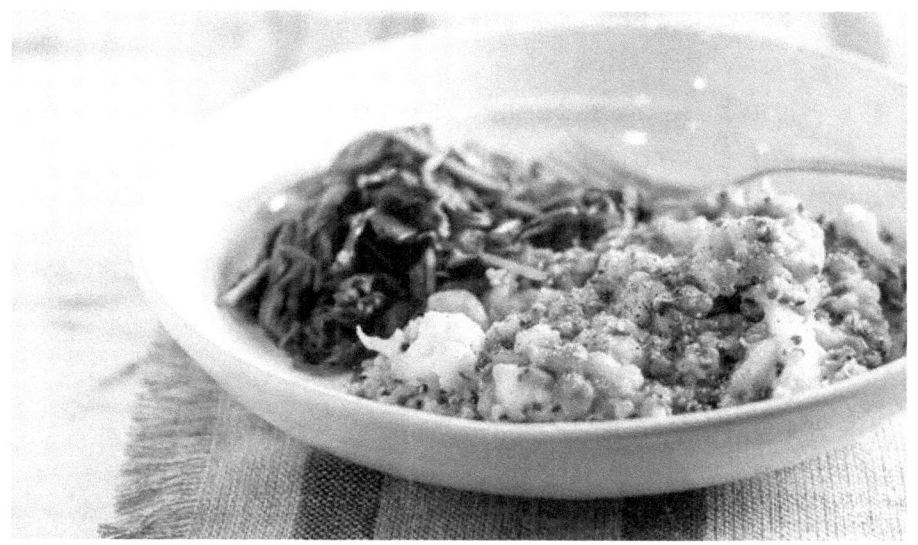

Gør: 4 portioner

INGREDIENSER:
- 4½ dl vand
- ½ kop hele mungbønner, skyllet
- ½ kop basmatiris, skyllet
- 1 løg, hakket og 3 fed hvidløg, hakket
- ¾ kop finthakket ingefærrod
- 3 kopper hakkede grøntsager
- 2 spsk jordnøddeolie
- ¾ spsk gurkemeje
- ¼ tsk tørret knust rød chili
- ¼ tsk malet sort peber
- ½ tsk koriander
- ½ tsk spidskommen
- ½ tsk salt

INSTRUKTIONER:
a) Kog mungbønnerne i kogende vand, indtil de begynder at dele sig.
b) Kog i yderligere 15 minutter, under omrøring af og til, efter tilsætning af ris.
c) Tilsæt grøntsagerne.
d) Opvarm jordnøddeolien i en sauterpande og sauter løg, hvidløg og ingefær, indtil de er klare.
e) Tilsæt krydderierne og steg videre i 5 minutter under konstant omrøring.
f) Bland med de kogte ris og bønner.
-

66. Steg grøntsager

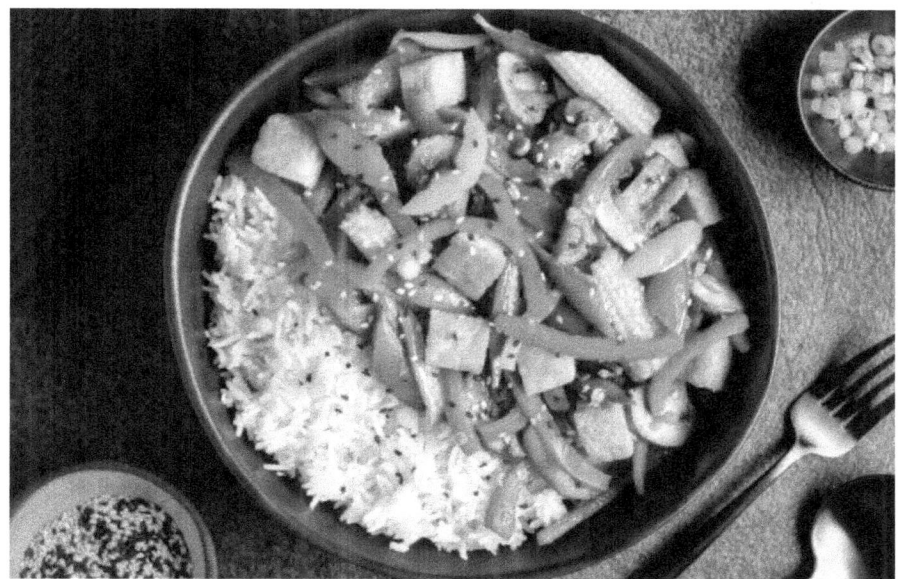

Gør: 4 portioner

INGREDIENSER:
- 3 kopper hakkede grøntsager
- 2 tsk revet ingefær
- 1 tsk olie
- ¼ teskefuld asafoetida
- 1 spsk sojasovs
- Friske krydderurter

INSTRUKTIONER:
a) Varm olien op i en gryde.
b) Rør asafoetida og ingefær i 30 sekunder.
c) Tilsæt grøntsagerne, og steg i et minut, tilsæt derefter et skvæt vand, læg låg på og kog.
d) Tilsæt sojasovs, sukker og salt.
e) Kog, tildækket til næsten færdig.
f) Tag låget af og steg videre i et par minutter.
g) Tilsæt de friske krydderurter.

67. Spanske kikærter og pasta

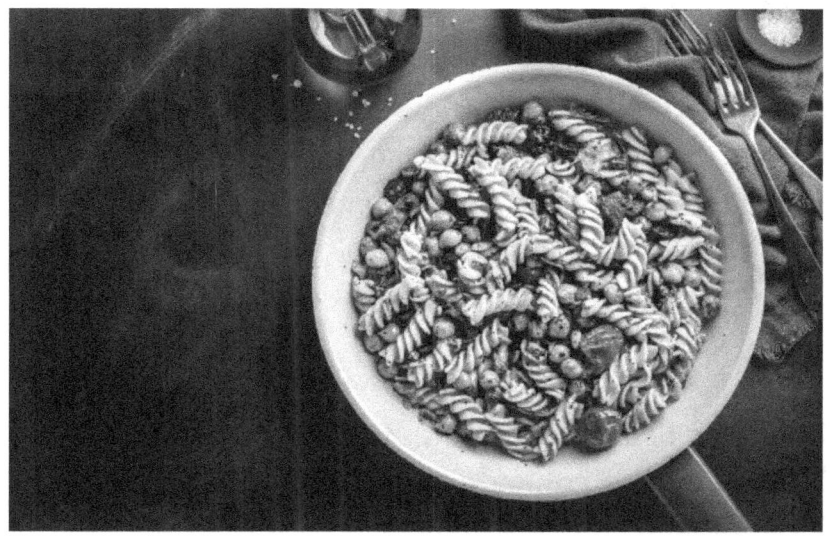

Gør: 4

INGREDIENSER:
- 2 spsk olivenolie
- 2 fed hvidløg, hakket
- ½ spiseskefuld røget paprika
- 1 spiseskefuld stødt spidskommen
- ½ spiseskefuld tørret oregano
- ¼ spiseskefuld cayennepeber
- Friskkværnet sort peber
- 1 gult løg
- 2 kopper ukogt vegansk glutenfri pasta
- 15-ounce dåse hakkede tomater
- 15-ounce dåse med kvarte artiskokhjerter
- 19-ounce dåse kikærter
- 1,5 dl grøntsagsbouillon
- ½ spsk salt
- ¼ bundt frisk persille, hakket
- 1 frisk citron

INSTRUKTIONER:
a) Læg hvidløg i en stor stegepande med olivenolie.
b) Lad det simre i 2 minutter, eller indtil grøntsagerne er bløde og velduftende.
c) Til gryden, tilsæt røget paprika, spidskommen, oregano, cayennepeber og friskkværnet sort peber.
d) Rør krydderierne i den varme olie i endnu et minut.
e) Tilsæt løg til stegepanden, skåret i tern.
f) Kog indtil løget er blødt og gennemsigtigt.

g) Tilsæt pastaen og kog i yderligere 2 minutter.
h) Dræn kikærter og artiskokhjerter, før de tilsættes i gryden med de hakkede tomater, grøntsagsbouillon og en halv teskefuld salt.
i) Tilsæt persille til stegepanden, og behold lidt til at drysse over den færdige ret.
j) Rør alle ingredienserne i gryden, indtil de er ensartet.
k) Bring i kog, og reducer derefter til en simre i 20 minutter.
l) Tag låget af, luft med en gaffel og pynt med den resterende hakkede persille.
m) Skær citronen i både og pres saften ud over hver portion.

68. Pasta uden kuppel

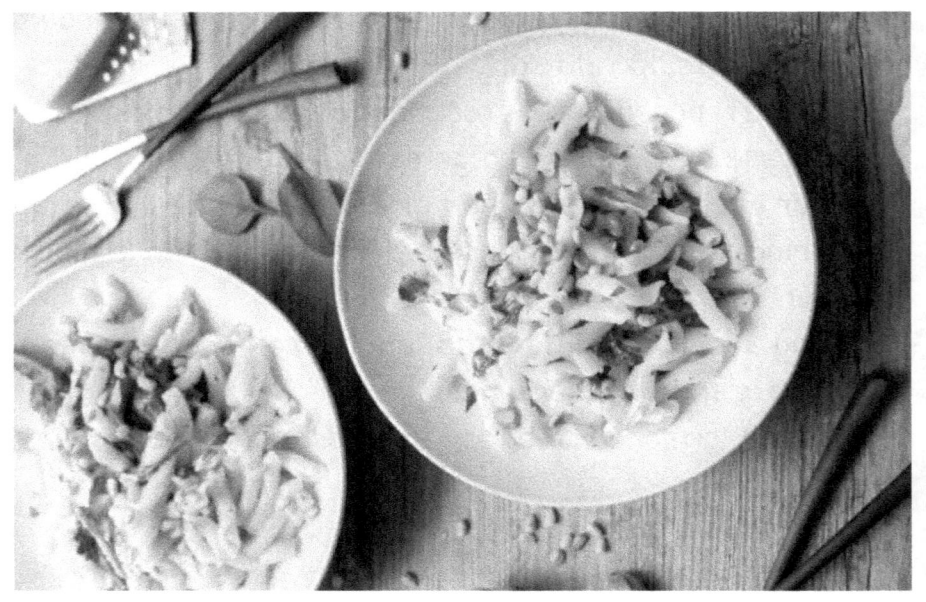

Gør: 4 portioner

INGREDIENSER:
- 8 ounce boghvede pasta
- 14-ounce dåse artiskokhjerter, hakket
- 1 håndfuld frisk mynte, hakket
- $\frac{1}{2}$ kop hakket grønt løg
- 2 spsk solsikkekerner
- 4 spsk ekstra jomfru olivenolie

INSTRUKTIONER:
a) Kog en gryde vand.
b) Kog pastaen i 8 til 12 minutter, afhængigt af pakkens anvisninger.
c) Når pastaen er færdig, dræenes den af og kommes i en skål.
d) Kombiner artiskokker, mynte, grønne løg og solsikkefrø i en røreskål.
e) Dryp med olivenolie og vend for at kombinere.

69. Brun ris Risotto

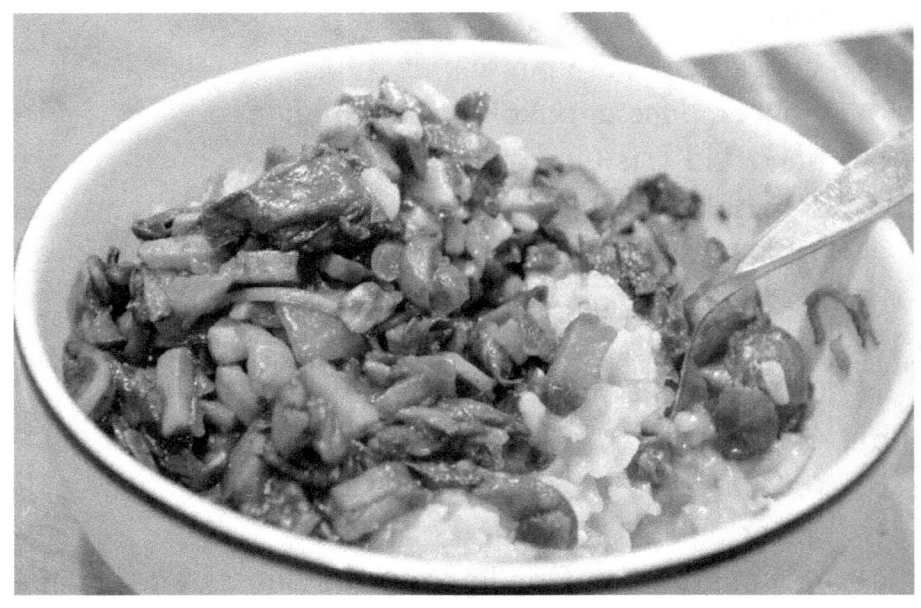

Gør: 4 portioner

INGREDIENSER:
- 1 spsk ekstra jomfru olivenolie
- 2 fed hvidløg, hakket
- 1 tomat, hakket
- 3 håndfulde babyspinat
- 1 kop champignon, hakkede
- 2 kopper broccolibuketter
- Salt og peber efter smag
- 2 kopper kogte brune ris
- Knib safran
AT TJENE
- Revet parmesan
- Røde chiliflager

INSTRUKTIONER:
a) Varm olien op i en gryde ved middel varme.
b) Svits hvidløg til det begynder at blive gyldent.
c) Bland i tomat, spinat, svampe og broccoli sammen med salt og peber; kog til grøntsagerne er bløde.
d) Rør ris og safran i, og lad grøntsagssaften trække ind i risene.
e) Serveres lun eller kold med parmesan og rød peberflager.

70. Quinoa Tabbouleh

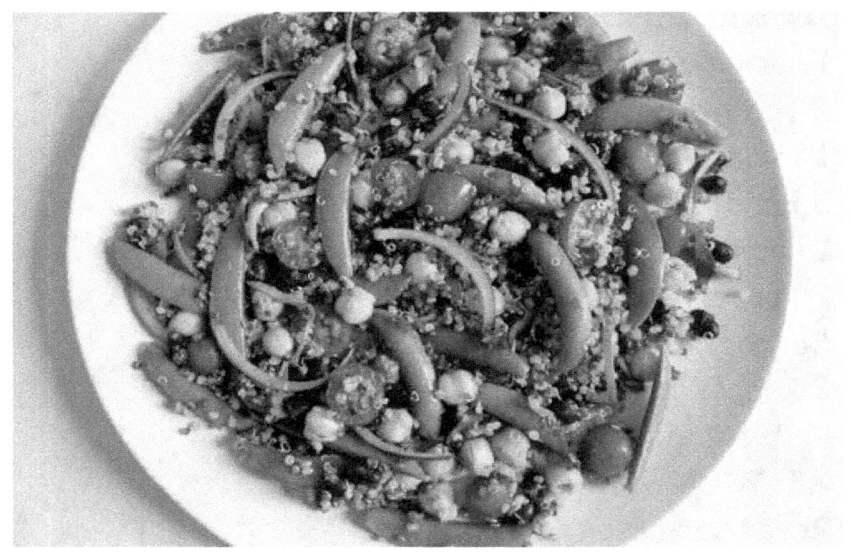

Gør: 2 portioner

INGREDIENSER:
- ½ kop kogt quinoa
- 2 bundter persille, finthakket
- ½ hvidt løg i tern
- 1 tomat, i tern
- 1 spsk ekstra jomfru olivenolie
- Saft af 1 citron

INSTRUKTIONER:
a) Bland quinoa, persille, løg og tomat i en skål.
b) Drys med olivenolie og citronsaft.
c) Rør rundt og nyd.

71. Hirse, ris og granatæble

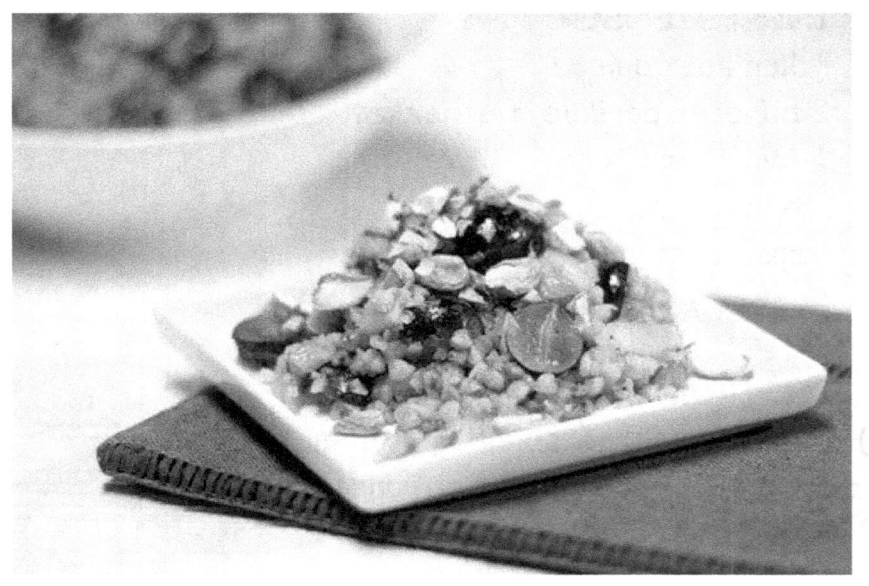

Gør: 2 portioner

INGREDIENSER:
- 2 kopper tynd poh
- 1 kop puffet hirse eller ris
- 1 kop vegansk kærnemælk
- ½ kop granatæblestykker
- 5-6 karryblade
- ½ tsk sennepsfrø
- ½ tsk spidskommen frø
- ⅛ teskefuld asafoetida
- 5 teskefulde olie
- Sukker efter smag
- Salt efter smag
- Frisk eller tørret kokosnød - strimlet
- Friske korianderblade

INSTRUKTIONER:
a) Varm olien op og tilsæt derefter sennepsfrøene.
b) Tilsæt spidskommen, asafoetida og karryblade, når de popper.
c) Læg poh i en skål.
d) Bland oliekrydderiblandingen, sukker og salt i.
e) Når poheen er afkølet, kombineres den med yoghurt, koriander og kokos.
f) Server pyntet med koriander og kokos.

HOVEDRET: KARRIER

72. Græskarkarry med krydrede frø

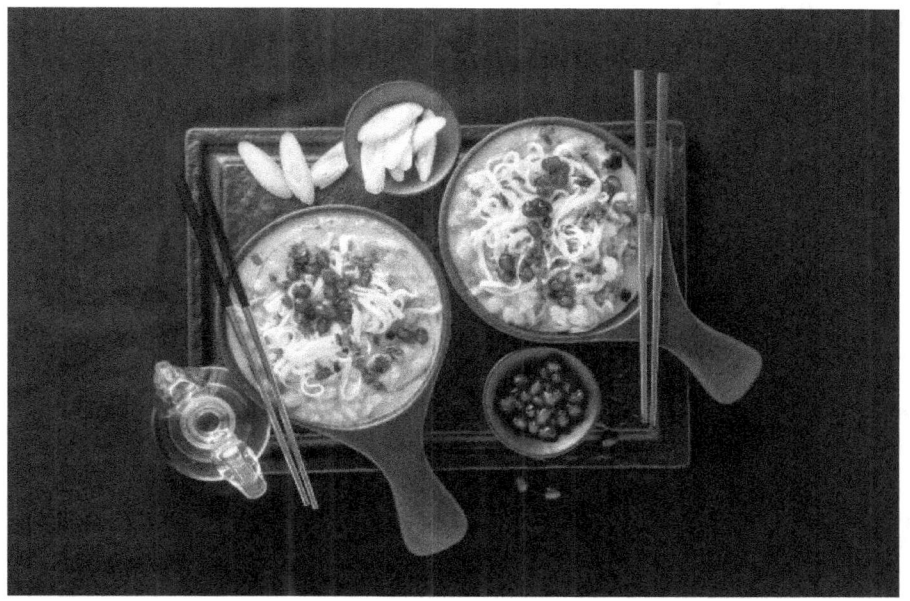

Gør: 4 portioner

INGREDIENSER:
- 3 kopper græskar - skåret i stykker
- ¼ spiseskefulde bukkehornsfrø
- ¼ spiseskefulde fennikelfrø
- 2 spsk olie
- Knib asafoetida
- 5-6 karryblade
- ½ spiseskefuld revet ingefær
- Friske korianderblade
- 1 spiseskefuld tamarindpasta
- ½ spsk sennepsfrø
- ½ spiseskefulde spidskommen frø
- 2 spiseskefulde - tør, malet kokosnød
- 2 spiseskefulde ristede jordnødder
- Salt og brun farin eller jaggery efter smag

INSTRUKTIONER:
a) Varm olien op i en lille gryde og tilsæt sennepsfrø.
b) Tilsæt spidskommen, bukkehorn, asafoetida, ingefær, karryblade og fennikel, når de popper.
c) Sauter i 30 sekunder.
d) Tilsæt græskar og salt.
e) Hæld tamarindpastaen eller vand, der indeholder frugtkødet.
f) Tilsæt jaggery og brun farin.
g) Bland den malede kokos og jordnøddepulver i.
h) Kog et par minutter længere.

i) Pynt med koriander.

73. Okra karry

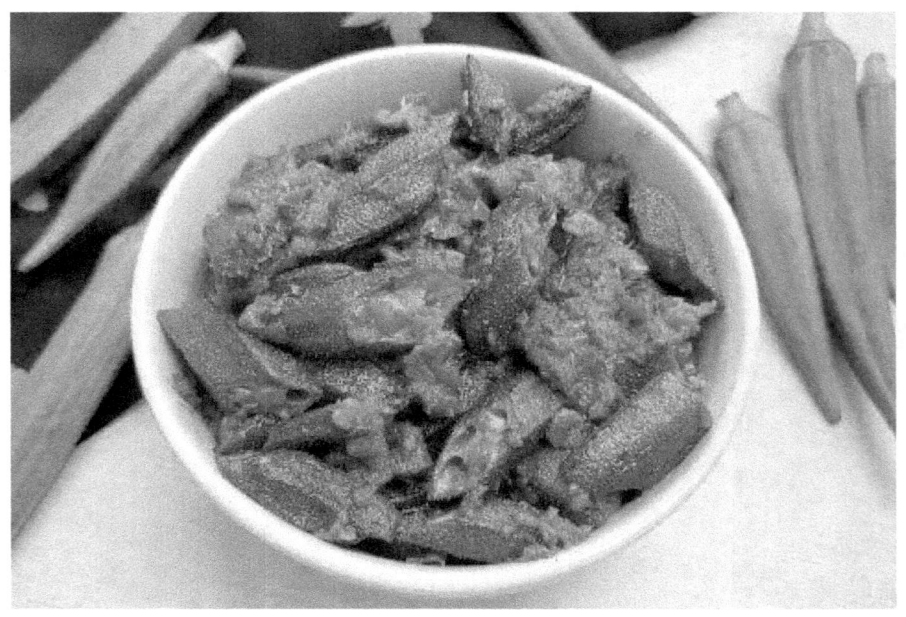

Gør: 4 portioner

INGREDIENSER:
- 2 kopper okra, skåret i 1 cm stykker
- 2 spsk revet ingefær
- 1 spsk sennepsfrø
- ½ spiseskefulde spidskommen frø
- 2 spsk olie
- Salt efter smag
- Knib asafoetida
- 2-3 spiseskefulde ristet jordnøddepulver
- Koriander blade

INSTRUKTIONER:
a) Varm olien op i en lille gryde og tilsæt sennepsfrø.
b) Når de begynder at poppe, tilsæt spidskommen, asafoetida og ingefær.
c) Rør okra og salt i, til det er mørt.
d) Kog i yderligere 30 sekunder efter tilsætning af jordnøddepulver.
e) Pynt med korianderblade inden servering.

74. Vegetabilsk kokos karry

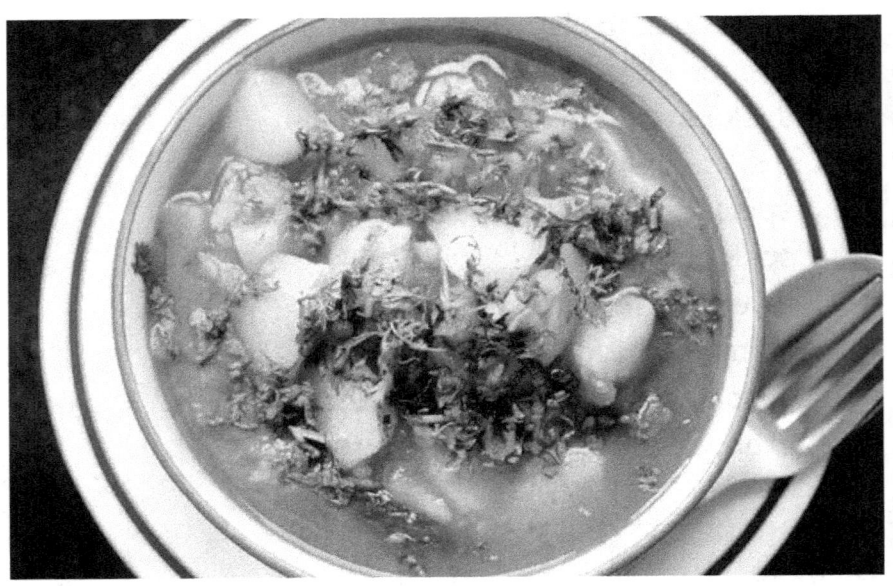

Gør: 4 portioner

INGREDIENSER:
- 2-størrelse kartofler, skåret i tern
- 1½ dl blomkål, skåret i buketter
- 3 tomater skåret i stykker
- 1 spsk olie
- 1 spsk sennepsfrø
- 1 spiseskefuld spidskommen frø
- 5-6 karryblade
- Knib gurkemeje
- 1 spiseskefuld revet ingefær
- Friske korianderblade
- Salt efter smag
- Frisk eller tørret kokosnød - strimlet

INSTRUKTIONER:
a) Varm olien op og rør sennepsfrøene i.
b) Tilsæt de resterende krydderier og kog i 30 sekunder.
c) Tilsæt blomkål, tomat og kartofler sammen med lidt vand, læg låg på, og lad det simre, indtil det er møre, mens du rører af og til.
d) Bland kokos, salt og korianderblade i.

75. Grundlæggende grøntsagskarry

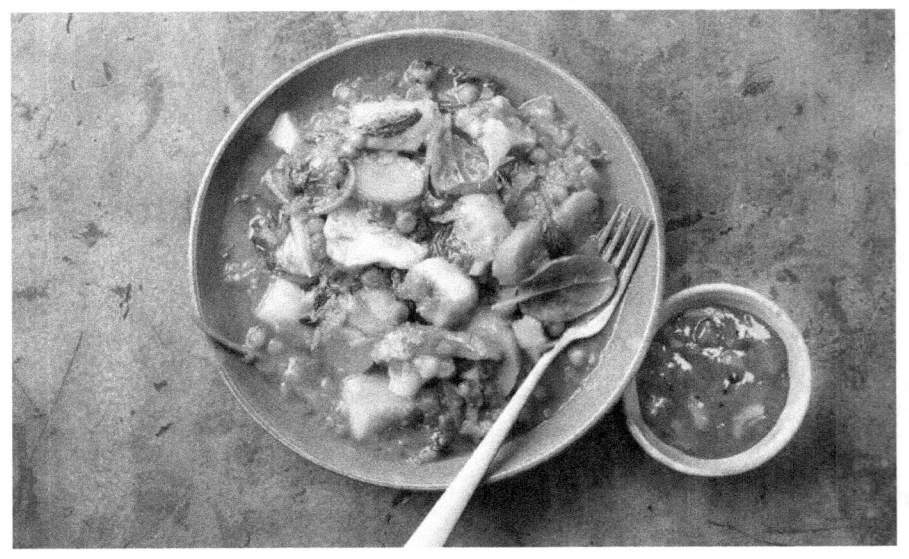

Gør: 4 portioner

INGREDIENSER:
- 250 gram grøntsager, hakket
- 1 tsk olie
- ½ tsk sennepsfrø
- ½ tsk spidskommen frø
- Knib asafoetida
- 4-5 karryblade
- ¼ tsk gurkemeje
- ½ tsk korianderpulver
- Knib chilipulver
- Revet ingefær
- Friske korianderblade
- Sukker/jaggery og salt efter smag
- Frisk eller tørret kokosnød

INSTRUKTIONER:
a) Varm olien op og rør sennepsfrøene i.
b) Tilsæt spidskommen, ingefær og de resterende krydderier, når de popper.
c) Tilsæt grøntsagerne og kog indtil de er møre.
d) Tilsæt lidt vand, læg låg på gryden og lad det simre.
e) Tilsæt sukker, salt, kokos og koriander efter grøntsagerne er kogt.

76.Black Eye Bean og kokosnød karry

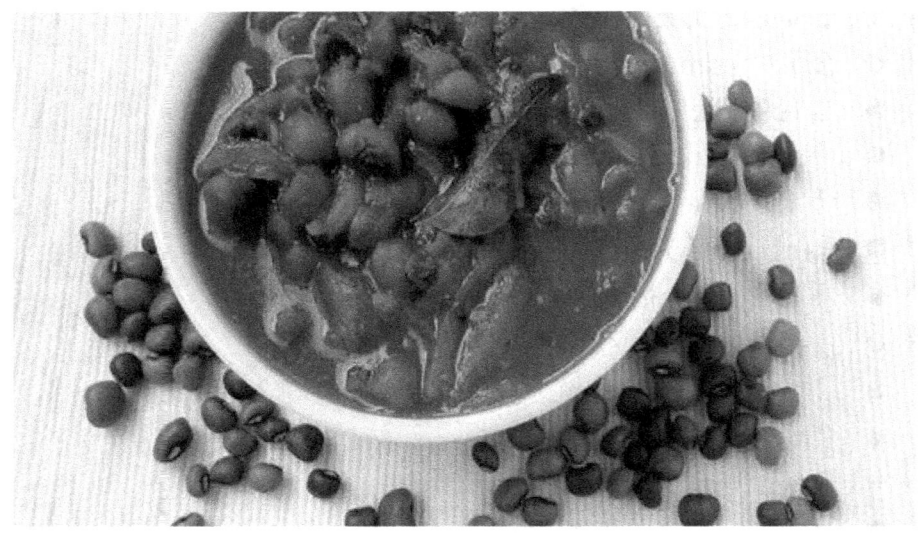

Gør: 4 portioner

INGREDIENSER:
- ½ kop sorte øjenbønner, udblødt natten over
- 2 kopper vand
- 1 spsk olie
- 1 spsk sennepsfrø
- 1 spsk spidskommen frø
- 1 spiseskefulde asafoetida
- 1 spiseskefuld revet ingefær
- 5-6 karryblade
- 1 spsk gurkemeje
- 1 spiseskefuld korianderpulver
- 2 tomater, hakkede
- 2 spiseskefulde ristet jordnøddepulver
- Friske korianderblade
- Frisk kokos, revet
- Sukker og salt efter smag

INSTRUKTIONER:
a) Kog bønnerne i en trykkoger eller en gryde på komfuret.
b) Varm olien op i en lille gryde og tilsæt sennepsfrø.
c) Tilsæt spidskommen, asafoetida, ingefær, karryblade, gurkemeje og korianderpulver, når de popper.
d) Bland det ristede jordnøddepulver og tomater i.
e) Tilsæt bønner og vand.
f) Fortsæt med at røre af og til, indtil maden er gennemstegt.

g) Smag til med sukker og salt, og top med korianderblade og kokos.

77. Blomkål kokos karry

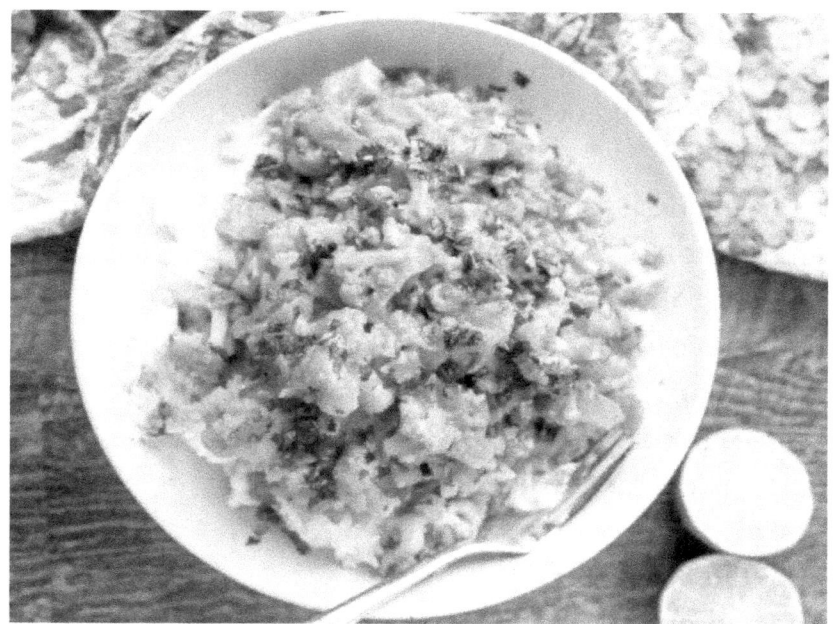

Gør: 4 portioner

INGREDIENSER:
- 3 kopper blomkål - skåret i buketter
- 2 tomater - hakkede
- 1 tsk olie
- 1 tsk sennepsfrø
- 1 tsk spicskommen frø
- Knib gurkemeje
- 1 tsk revet ingefær
- Friske korianderblade
- Salt efter smag
- Frisk eller tørret kokosnød - strimlet

INSTRUKTIONER:
a) Varm olien op og rør sennepsfrøene i.
b) Tilsæt de resterende krydderier og kog i 30 sekunder.
c) Tilsæt tomaterne og kog i 5 minutter.
d) Tilsæt blomkål og lidt vand, læg låg på og kog under omrøring af og til, indtil det er mørt.
e) Tilsæt kokos, salt og korianderblade.

78. Blomkål og kartoffelkarry

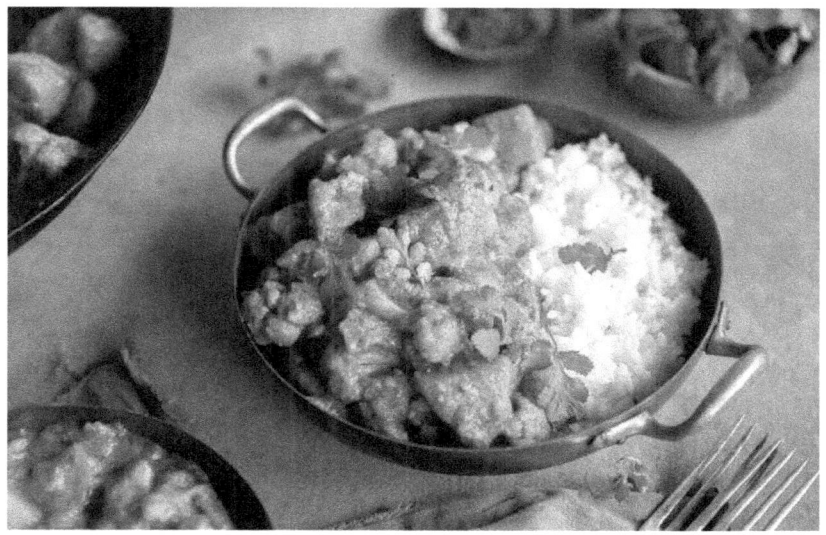

Gør: 4 portioner

INGREDIENSER:
- 2 kopper blomkål, skåret i buketter
- 2-størrelse kartofler, skåret i tern
- 1 tsk olie
- 1 tsk sennepsfrø
- 1 tsk spidskommen frø
- 5-6 karryblade
- Knib gurkemeje
- 1 tsk revet ingefær
- Friske korianderblade
- Salt efter smag
- Frisk eller tørret kokosnød - strimlet
- Citronsaft - efter smag

INSTRUKTIONER:
a) Varm olien op og rør sennepsfrøene i.
b) Tilsæt de resterende krydderier og kog i 30 sekunder.
c) Tilsæt blomkål og kartoffel sammen med lidt vand, og læg låg på og lad det simre, indtil det næsten er færdigt, mens der røres af og til.
d) Afdæk, og kog indtil grøntsagerne er møre og vandet er fordampet.
e) Kom kokos, salt, korianderblade og citronsaft i.

79. Kartoffel, blomkål og tomatkarry

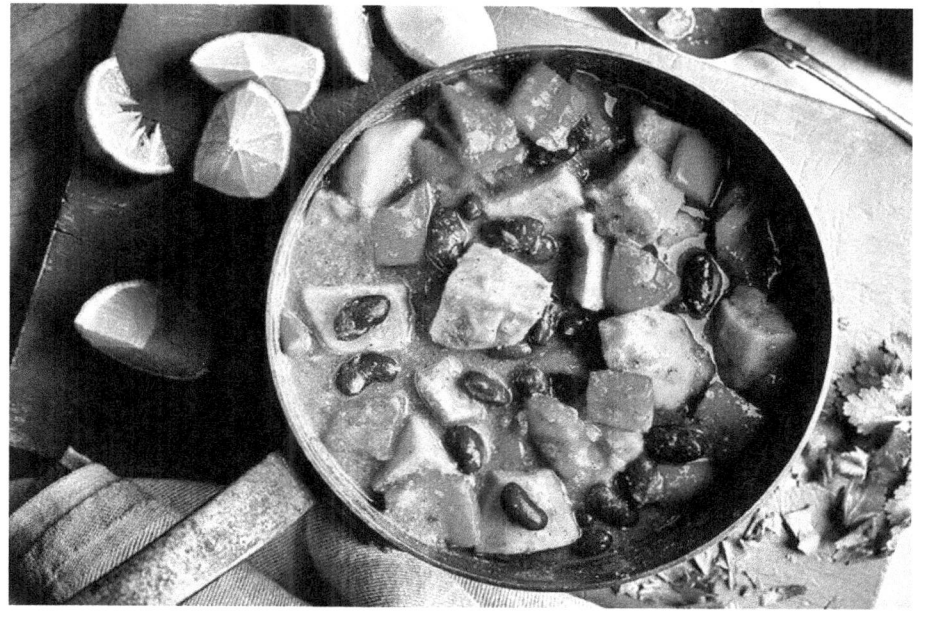

Gør: 3-4 portioner

INGREDIENSER:
- 2 kartofler i tern
- 1½ dl blomkål, skåret i buketter
- 3 tomater, skåret i stykker
- 1 tsk olie
- 1 tsk sennepsfrø
- 1 tsk spidskommen frø
- 6 karryblade
- Knib gurkemeje
- 1 tsk revet ingefær
- Friske korianderblade
- Salt efter smag
- Frisk eller tørret kokosnød - strimlet

INSTRUKTIONER:
a) Varm olien op og rør sennepsfrøene i.
b) Tilsæt de resterende krydderier og kog i 30 sekunder.
c) Lad det simre under omrøring af og til.
d) Tilsæt blomkål, tomat, kartoffel og vand.
e) Afslut med kokos, salt og korianderblade.

80. Blandet grøntsags- og linsekarry

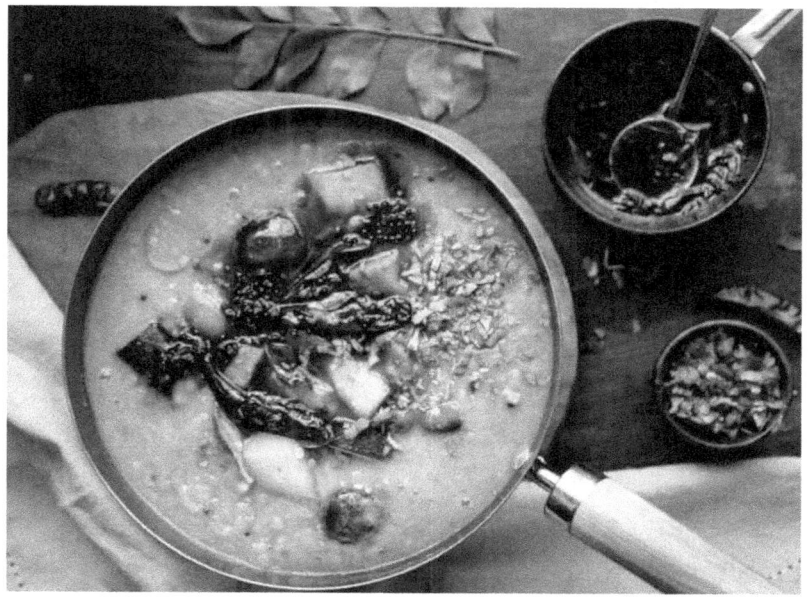

Gør: 4 portioner

INGREDIENSER:
- ¼ kop toor eller mung dal
- ½ kop grøntsager - i skiver
- 1 kop vand
- 2 tsk olie
- ½ tsk spidskommen frø
- ½ tsk revet ingefær
- 5-6 karryblade
- 2 tomater - hakkede
- Citron eller tamarind efter smag
- Jaggery efter smag
- ½ salt eller efter smag
- Sambhar masala
- Koriander blade
- Frisk eller tørret kokosnød

INSTRUKTIONER:
a) I en trykkoger, kog tor dal og grøntsager i 20 minutter.
b) Varm olie op i en separat gryde og tilsæt spidskommen, ingefær og karryblade.
c) Kog i 34 minutter efter tilsætning af tomaterne.
d) Tilsæt sambhar masala og vegetabilske dal-blandinger.
e) Bring i kog i et minut, og tilsæt derefter tamarind eller citron, jaggery og salt.
f) Kog i yderligere 23 minutter.
g) Pynt med kokos og koriander.

81. Tomat karry

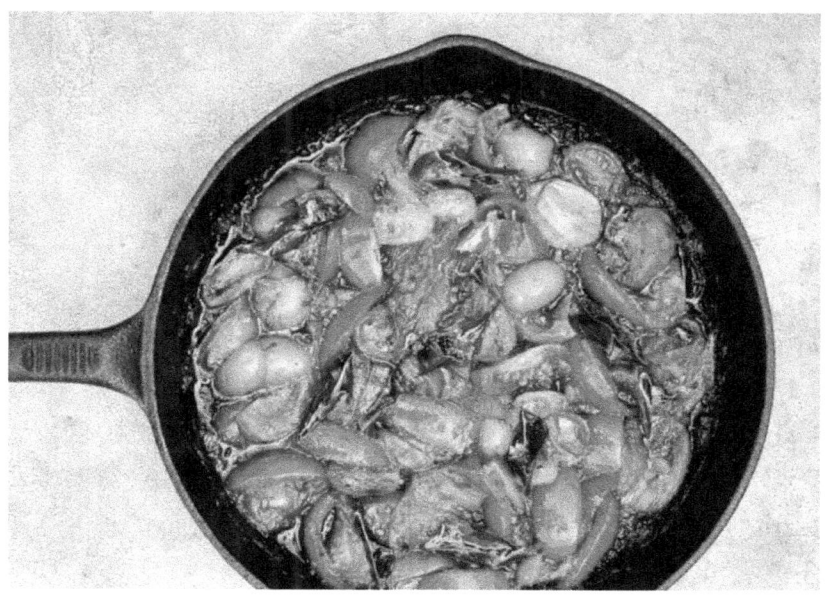

Gør: 4 portioner

INGREDIENSER:
- 250 g tomater, hakkede
- 1 tsk olie
- ½ tsk sennepsfrø
- ½ tsk spidskommen frø
- 4-5 karryblade
- Knib gurkemeje
- Knib asafoetida
- 1 tsk revet ingefær
- 1 kartoffel - kogt og moset
- 1 til 2 spiseskefulde ristet jordnøddepulver
- 1 spiseskefuld tør kokosnød
- Sukker og salt efter smag
- Koriander blade

INSTRUKTIONER:
a) Varm olien op i en lille gryde og tilsæt sennepsfrø.
b) Tilsæt spidskommen, karryblade, gurkemeje, asafoetida og ingefær.
c) Tilsæt tomaten og rør af og til, indtil den er kogt.
d) Tilsæt kartoffelmos, ristet jordnøddepulver, sukker, salt og kokosnød.
e) Kog i 1 minut mere.
f) Pynt med friske korianderblade og server.

82. Hvid græskar karry

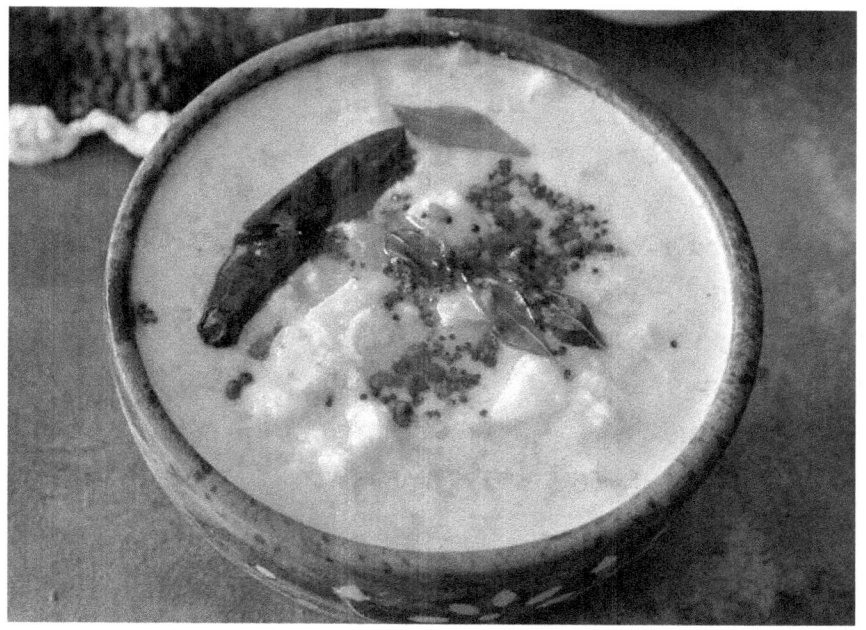

Gør: 4 portioner

INGREDIENSER:
- 250 g ra ms hvid græskar
- 1 tsk olie
- ½ tsk sennepsfrø
- ½ tsk spidskommen frø
- 4-5 karryblade
- Knib gurkemeje
- Knib asafoetida
- 1 tsk revet ingefær
- 1 til 2 spiseskefulde ristet jordnøddepulver
- Brun farin og salt efter smag

INSTRUKTIONER:
a) Varm olien op i en lille gryde og tilsæt sennepsfrø.
b) Tilsæt spidskommen, karryblade, gurkemeje, asafoetida og ingefær.
c) Tilsæt det hvide græskar og lidt vand, læg låg på og kog under omrøring af og til, indtil græskarret er mørt.
d) Kog i endnu et minut efter tilsætning af det ristede jordnøddepulver, sukker og salt.

83. Karry vintermelon

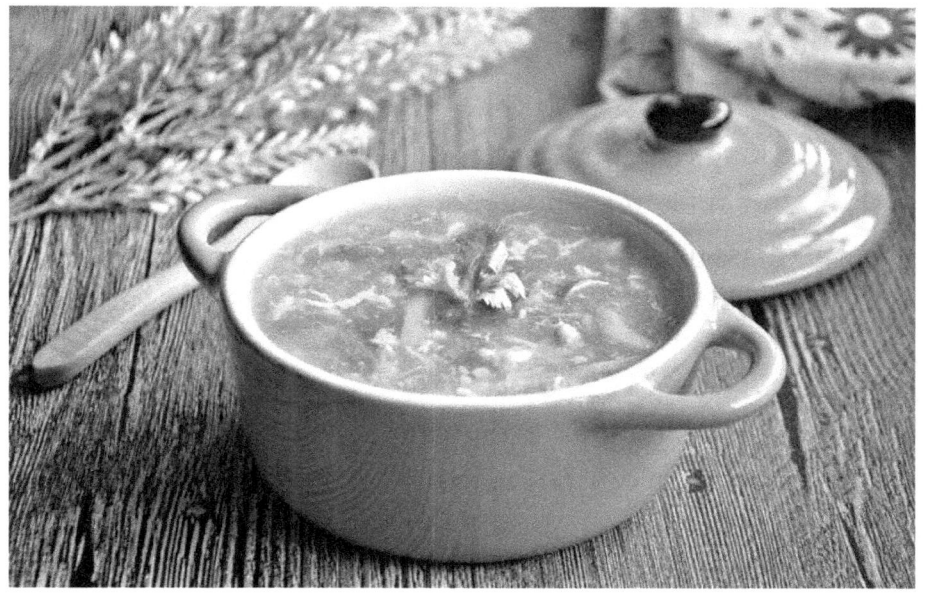

Gør: 3 portioner

INGREDIENSER:
- 2 spsk olie
- ½ tsk asafoetida
- 1 tsk spidskommen frø
- ½ tsk gurkemejepulver
- 1 vintermelon, skind tilbage, skåret i tern
- 1 tomat, i tern

INSTRUKTIONER:
a) Opvarm olien i en dyb, tung pande ved middel varme.
b) Tilsæt asafoetida, spidskommen og gurkemeje og kog i 30 sekunder, eller indtil frøene syder.
c) Tilsæt vintermelonen.
d) Tilsæt tomaten, og lad det simre i 15 minutter.
e) Tag gryden af varmen.
f) Juster låget til at dække gryden helt og stil til side i 10 minutter.

84. Sambhar-inspireret karry med komfur

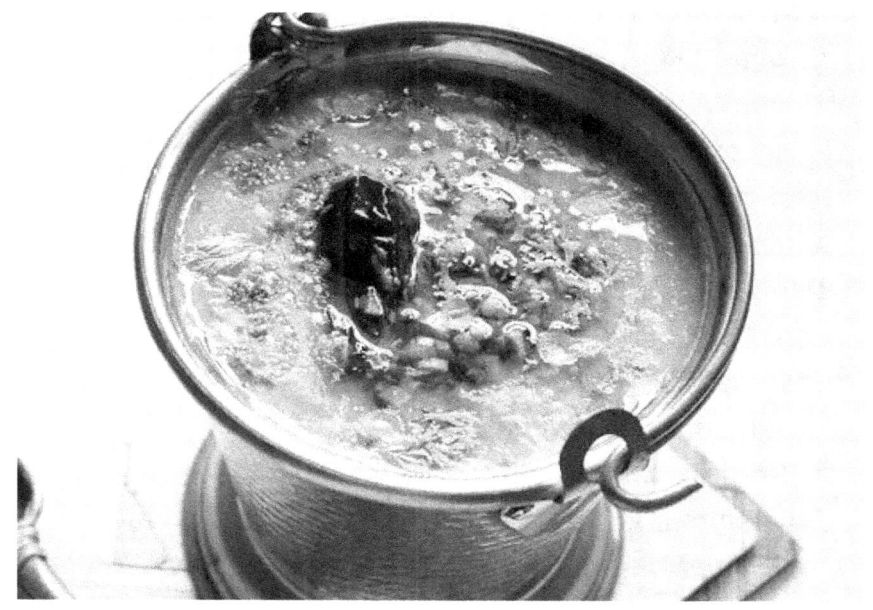

Gør: 9

INGREDIENSER:
- 2 kopper kogte bønner eller linser
- 9 kopper vand
- 1 kartoffel, skrællet og skåret i tern
- 1 tsk tamarindpasta
- 5 kopper grøntsager, skåret i tern og skåret i julien
- 2 spiseskefulde Sambhar Masala
- 1 spsk olie
- 1 tsk asafoetida pulver
- 1 spsk sorte sennepsfrø
- 5-8 hele tørrede røde chili, groft hakket
- 8-10 friske karryblade, groft hakket
- 1 tsk rødt chilepulver eller cayennepepper
- 1 spsk groft havsalt

INSTRUKTIONER:
a) Kombiner bønner eller linser, vand, kartoffel, tamarind, grøntsager og Sambhar Masala i en gryde over medium varme.
b) Bring i kog.
c) Lad det simre i 15 minutter, eller indtil grøntsagerne visner og er bløde.
d) Varm olien op i en pande ved middel varme.
e) Tilsæt asafoetida og sennepsfrø.
f) Så snart frøene begynder at poppe, tilsæt de røde chili og karryblade.
g) Kog i 2 minutter mere under jævnlig omrøring.

h) Når karrybladene begynder at brune og krølle, tilsættes de til linserne.
i) Kog i yderligere 5 minutter.
j) Tilsæt salt og rød chilipulver.

85. Punjabi karrybønner og linser

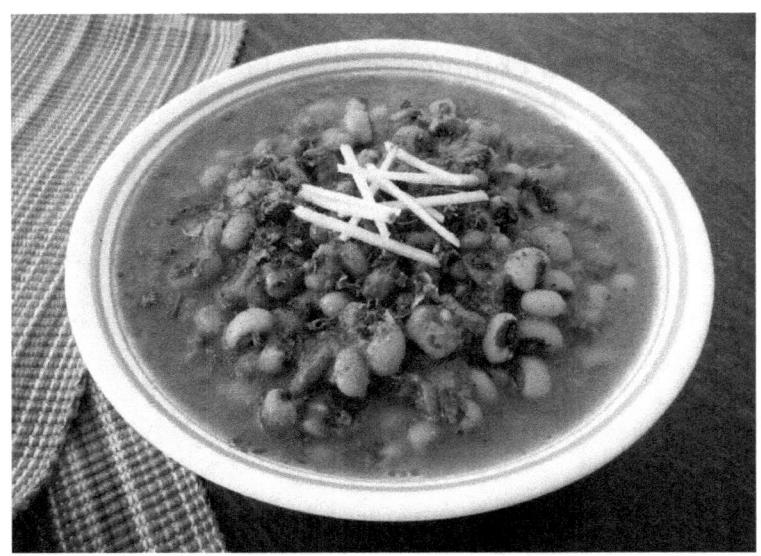

Gør: 7

INGREDIENSER:
- 1 gult eller rødløg, pillet og hakket groft
- 1 stykke ingefærrod, skrællet og hakket groft
- 4 fed hvidløg, pillede og skåret
- 2-4 grønne thai-, serrano- eller cayenne-chiles
- 2 spsk olie
- ½ tsk asafoetida
- 2 tsk spidskommen frø
- 1 tsk gurkemejepulver
- 1 kanelstang
- 2 hele nelliker
- 1 sort kardemommestang
- 2 tomater, skrællet og skåret i tern
- 2 spsk tomatpure
- 2 kopper kogte linser
- 2 kopper kogte bønner
- 2 kopper vand
- 2 tsk groft havsalt
- 2 tsk garam masala
- 1 tsk rødt chilepulver eller cayennepepper
- 2 spiseskefulde hakket frisk koriander

INSTRUKTIONER:
a) Blend løg, ingefærrod, hvidløg og chili til en vandig pasta i en foodprocessor.
b) Opvarm olien i en dyb, tung pande ved middel varme.
c) Tilsæt asafoetida, spidskommen, gurkemeje, kanel, nelliker og kardemomme til gryden.

d) Kog i 30 sekunder, eller indtil blandingen syder.
e) Tilsæt løgpastaen langsomt.
f) Kog indtil brunet, cirka 2 minutter, omrør lejlighedsvis.
g) Tilsæt tomater, tomatpure, linser og bønner, vand, salt, garam masala og rød chili.
h) Bring blandingen i kog, reducer derefter til lav varme og fortsæt med at koge i 10 minutter.
i) Tag de hele krydderier ud.
j) Server med koriander.

86. Spinat, Squash & Tomat Curry

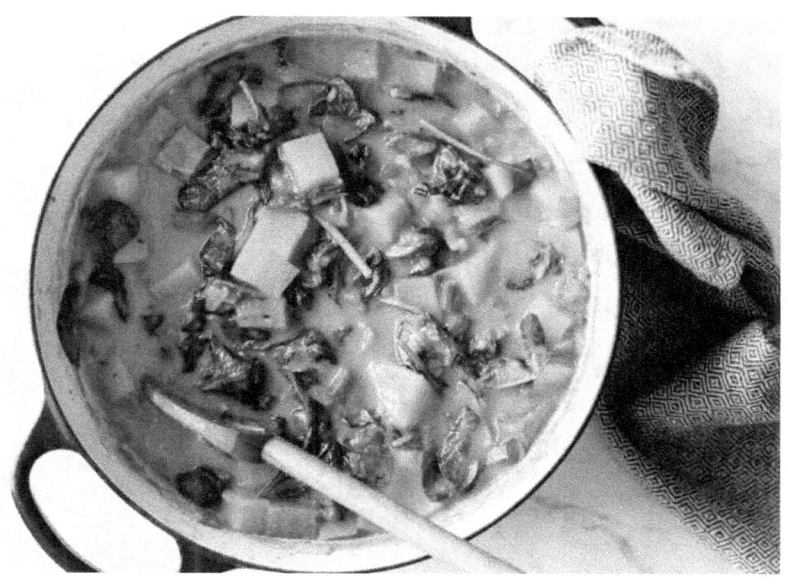

Gør: 4

INGREDIENSER:
- 2 spsk jomfru eller uraffineret kokosolie
- ½ medium gult løg i tern
- 3 fed hvidløg, hakket
- 2 spsk hakket ingefær
- 2 tsk gult karrypulver, mildt krydderi
- 1 tsk stødt koriander
- ¾ tsk rød peberflager, se hovednote om krydderi
- 4 kopper butternut squash i tern
- 14-ounce dåse brandristede knuste tomater
- ⅔ kop fuldfed kokosmælk
- ¾ kop vand
- 1 tsk kosher salt
- 4 til 5 kopper babyspinat
- 4 til 5 kopper kogte brune ris

INSTRUKTIONER:
a) Varm en gryde op over medium-høj varme. Tilsæt kokosolien, og tilsæt derefter løgene. Kog løgene i cirka 2 minutter, indtil de begynder at blive bløde. Tilsæt hvidløg og ingefær og steg endnu et minut.
b) Tilsæt karrypulver, koriander og rød peberflager, og rør rundt.
c) Tilsæt butternut squash i tern, knuste tomater, kokosmælk, vand og salt.
d) Dæk gryden med låg og bring det hele i kog.

e) Reducer varmen til medium og lad squashen simre i 15 minutter.
f) Efter 15 minutter prikker du et stykke butternut squash igennem med en gaffel for at se om squashen er mør.
g) Sluk for varmen. Tilsæt babyspinaten og rør karryen, indtil spinaten begynder at visne.
h) Server karryen i skåle med en side af brune ris eller dit yndlingskorn.
i) Top med hakkede peanuts, hvis det ønskes.

DESSERTER

87. Carob mousse med avocado

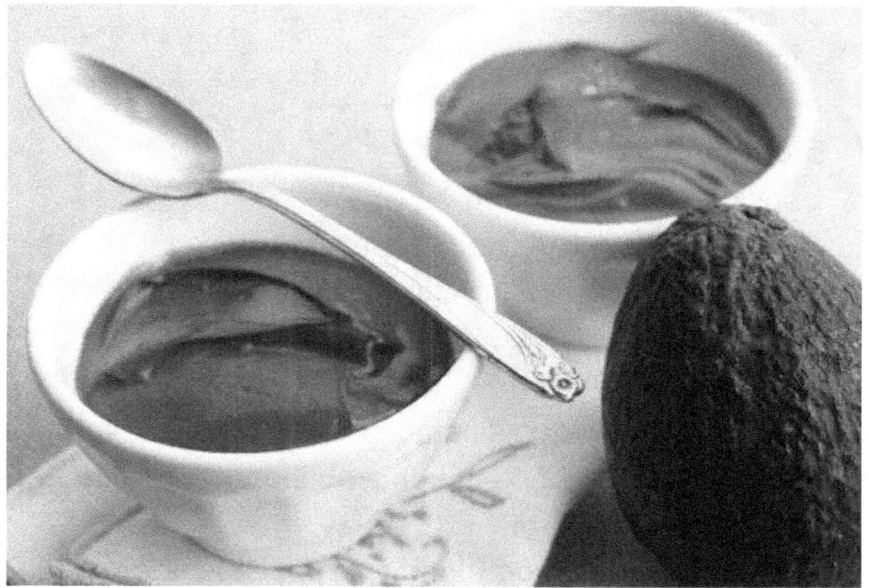

Giver: 1 portion

INGREDIENSER:
- 1 spsk kokosolie, smeltet
- ½ kop vand
- 5 datoer
- 1 spsk johannesbrødpulver
- ½ tsk stødt vaniljestang 1 avocado
- ¼ kop hindbær, friske eller frosne og optøet

INSTRUKTIONER:
a) Kom vand og dadler sammen i en foodprocessor.
b) Bland kokosolie, johannesbrødpulver og malet vaniljestang i.
c) Tilsæt avocadoen og bland i et par sekunder.
d) Server med hindbær i en skål.

88. Krydret morbær og æbler

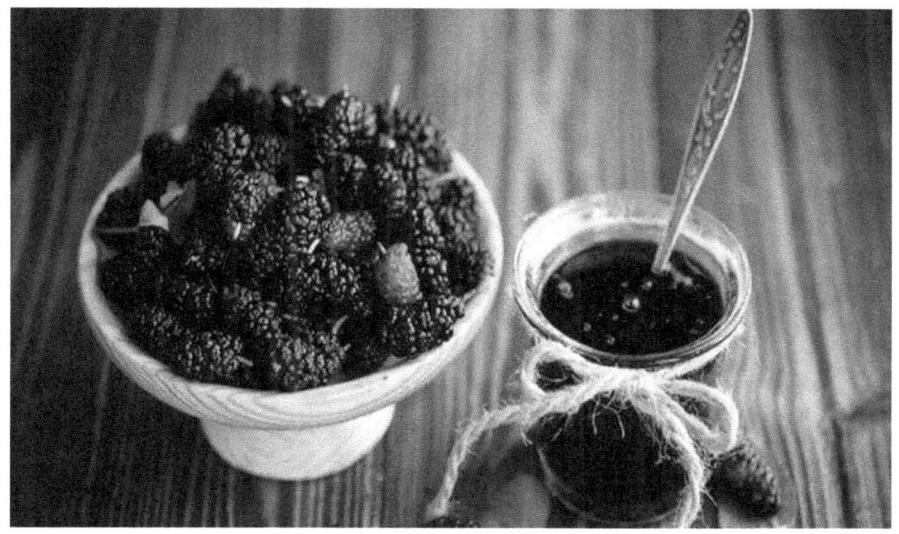

Gør: 2 portioner

INGREDIENSER:
- ½ tsk kardemomme
- 2 æbler
- 1 tsk kanel
- 4 spsk morbær

INSTRUKTIONER:
a) Riv æblerne groft og bland dem med krydderierne.
b) Tilsæt morbærene og lad det stå en halv time inden servering.

89. Syrlig gulerodskage

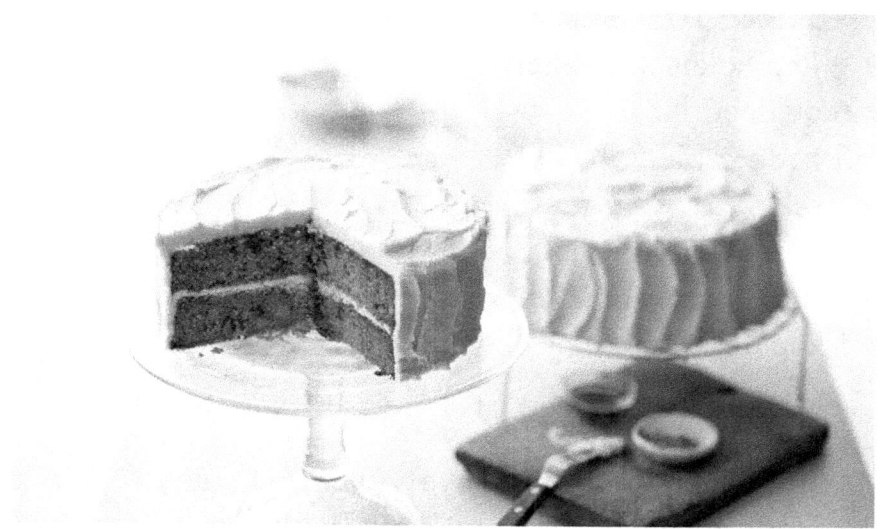

Gør: 4

INGREDIENSER:
- ¼ kop kokosolie, smeltet
- 6 gulerødder
- 2 røde æbler
- 1 tsk stødt vaniljestang
- 4 friske dadler
- 1 spsk citronsaftskal af en citron, fint revet
- 1 kop gojibær

INSTRUKTIONER:
a) Skær gulerødderne i stykker og blend dem i en foodprocessor til de er groft hakkede.
b) Bland æblet, som er skåret i stykker, i.
c) Tilsæt de resterende ingredienser og kør indtil godt blandet.
d) Læg dejen på et fad og stil på køl i flere timer før servering.
e) Top med gojibær.

90. Tranebærcreme

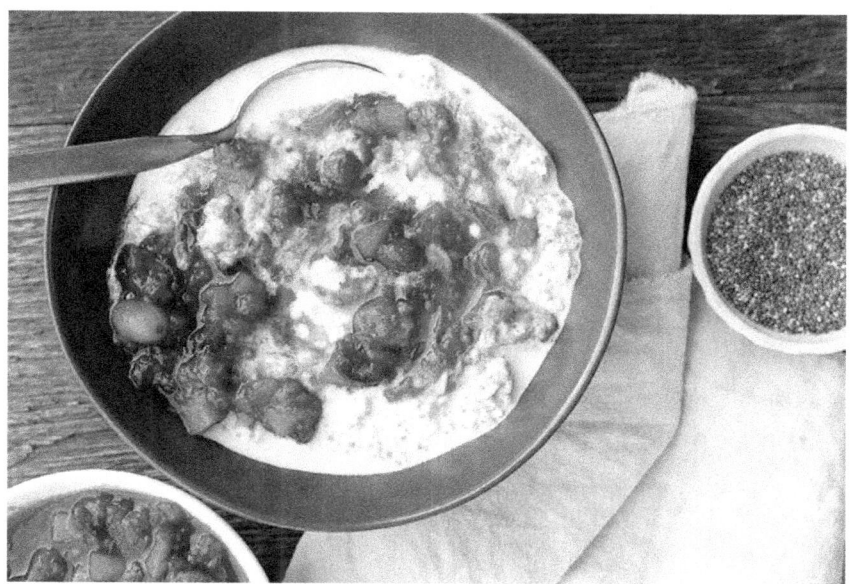

Giver: 1 portion

INGREDIENSER:
- En avocado
- 1½ dl tranebær, udblødt
- 2 tsk citronsaft
- ½ kop hindbær, friske eller frosne

INSTRUKTIONER:
a) Bland avocado, tranebær og citronsaft.
b) Tilsæt eventuelt vand for at få en cremet konsistens.
c) Kom i en skål og top med hindbær.

91. Banana, Granola & Berry parfaits

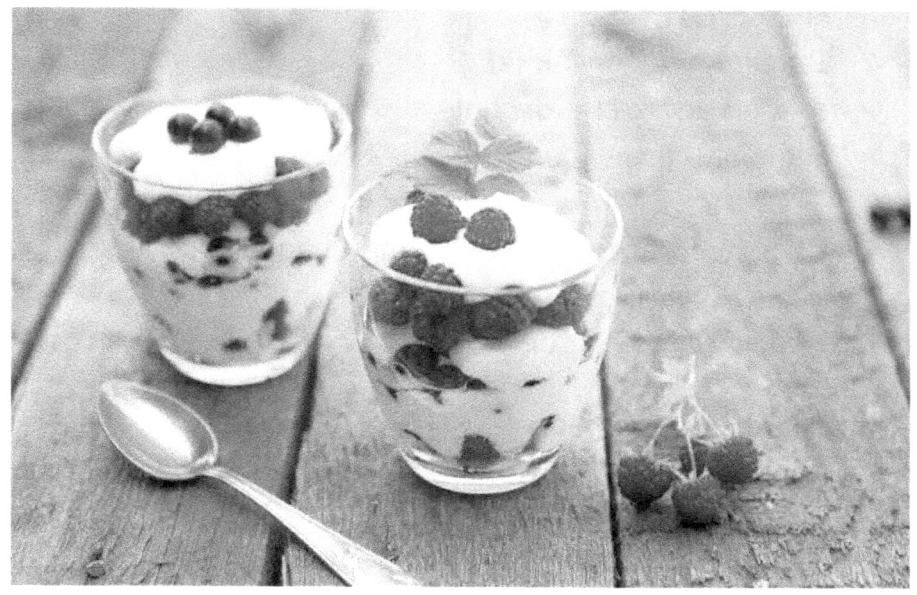

Gør: 2

INGREDIENSER:
- 1 spsk konditorsukker
- ¼ kop fedtfattig granola
- 1 kop snittede jordbær
- 1 banan
- 12-ounce vegansk yoghurt med ananassmag
- 2 tsk varmt vand
- 1 spsk kakao, usødet

INSTRUKTIONER:
a) Læg vegansk yoghurt, skivede jordbær, skiver bananer og granola i to parfaitglas.
b) Bland kakao, konditorsukker og vand, til det er glat.
c) Støvregn over hver parfait.

92. Blåbær & fersken sprød

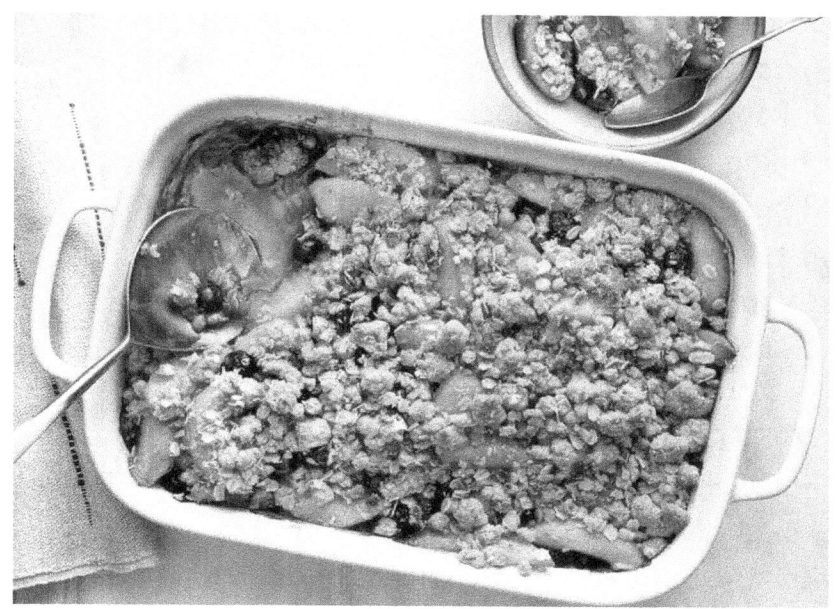

Gør: 8

INGREDIENSER:
- 6 kopper friske ferskner, skrællet og skåret i skiver
- 2 kopper friske blåbær
- ⅓ kop plus ¼ kop lys brun farin
- 2 spsk mandelmel
- 2 tsk kanel, delt _
- 1 kop glutenfri havre
- 3 spsk majsolie margarine

INSTRUKTIONER:
a) Forvarm ovnen til 350 grader Fahrenheit.
b) Kombiner blåbær og ferskner i et ovnfad.
c) Kombiner ⅓ kop brun farin, mandelmel og 1 tsk kanel.
d) Smid ferskner og blåbær i for at kombinere.
e) Bland den glutenfrie havre, det resterende brune sukker og den resterende kanel.
f) Skær margarine i, indtil de er smuldrende, og drys derefter over frugten.
g) Bages i 25 minutter.

93. Havregrød Brûlée

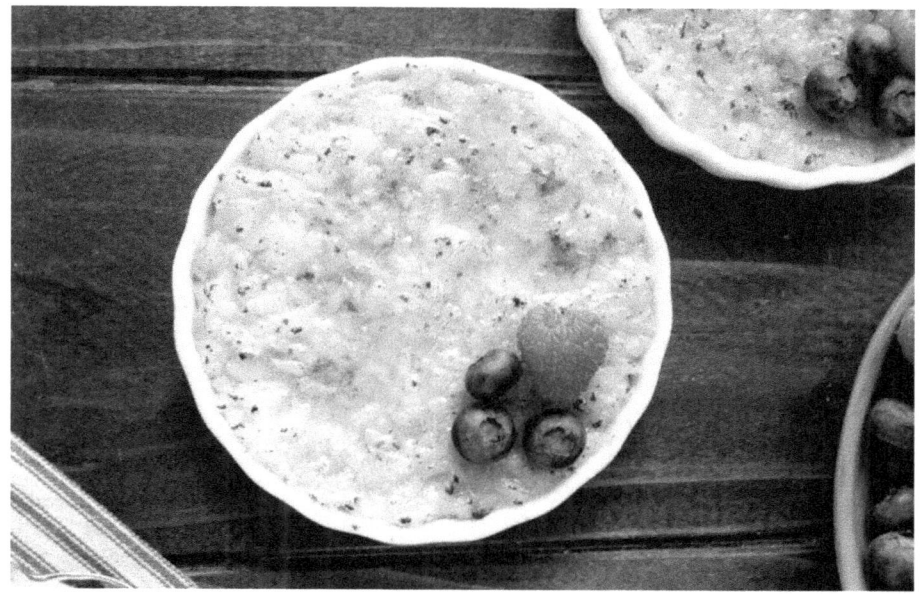

Gør: 6 portioner

INGREDIENSER:
- 3 ¼ kopper mandelmælk
- 2 kopper glutenfri havregryn
- 1 tsk vaniljeekstrakt
- 1 tsk kanel
- 1 kop hindbær eller bær efter eget valg
- 2 spsk valnødder, hakket
- 2 spsk brun farin

INSTRUKTIONER:
a) Forvarm ovnen til 350°F og beklæd muffinsforme.
b) Bring mandelmælk til høj varme i en gryde ; bland havre i, og læg låg på i 5 minutter.
c) Tilsæt vanilje og kanel og rør for at kombinere.
d) Fyld hver muffinkop halvt med havregryn.
e) Stil på køl til 20 minutter.
f) Top hver havregrynkop med bær, valnødder og brun farin.
g) Steg indt l de er gyldne, ca. 1 minut.

94. Assorterede bær Granita

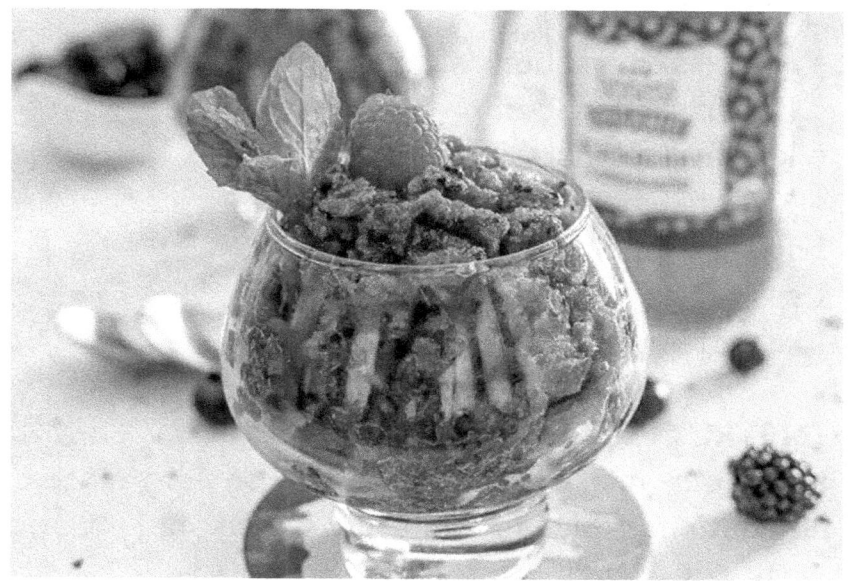

Gør: 4

INGREDIENSER:
- ½ kop friske jordbær, skrællet og skåret i skiver
- ½ kop friske hindbær
- ½ kop friske blåbær
- ½ kop friske brombær
- 1 spiseskefuld ahornsirup
- 1 spsk frisk citronsaft
- 1 kop isterninger, knust

INSTRUKTIONER:
a) Kom bær, ahornsirup, citronsaft og isterninger i en højhastighedsblender og blend ved høj hastighed, indtil det er glat.
b) Overfør bærblandingen til en ovnfast fad, fordel den jævnt og frys i 30 minutter.
c) Tag ud af fryseren og rør granitaen helt rundt med en gaffel.
d) Frys i 2 timer, omrør hvert 30. minut.

95. Vegansk usødet græskar-is

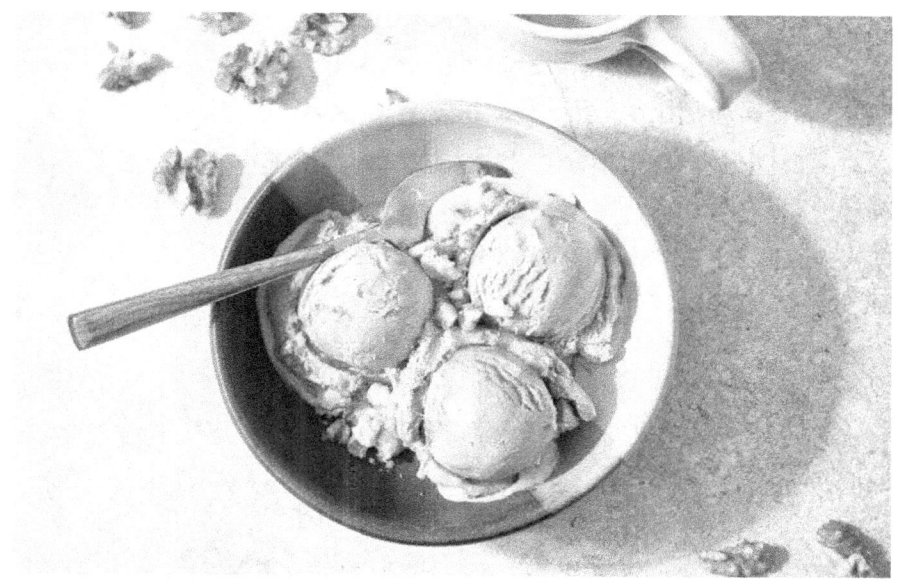

Gør: 6

INGREDIENSER:
- 15 ounces hjemmelavet græskarpuré
- ½ kop dadler, udstenede og hakkede
- To 14-ounce dåser usødet kokosmælk
- ½ tsk økologisk vaniljeekstrakt
- 1½ tsk græskartærtekrydderi
- ½ tsk stødt kanel

INSTRUKTIONER:
a) Blend alle ingredienser, indtil det er glat.
b) Frys _ i op til 2 timer.
c) Hæld i en ismaskine og forarbejde.
d) Frys i yderligere 2 timer før servering.

96. Frossen frugtig creme

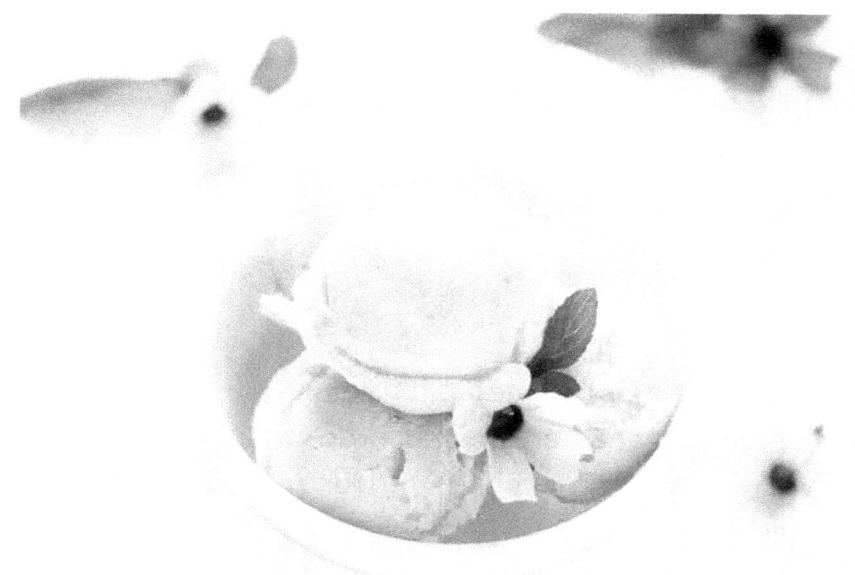

Gør: 6

INGREDIENSER:
- 14-ounce dåse kokosmælk
- 1 kop frosne ananas bidder, optøet
- 4 kopper frosne bananskiver, optøet
- 2 spsk frisk limesaft
- knivspids salt

INSTRUKTIONER:
a) Beklæd et glasfad med plastfolie.
b) Blend alle ingredienser, indtil det er glat.
c) Fyld den forberedte ildfast fad ligeligt med blandingen.
d) Inden servering fryses i cirka 40 minutter.

97. Avocado budding

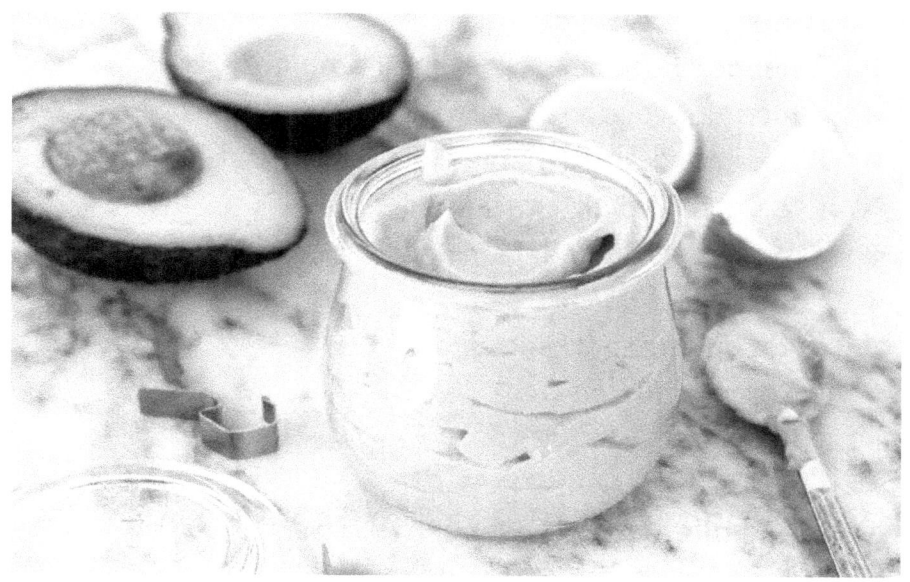

Gør: 4

INGREDIENSER:
- 2 kopper bananer, skrællet og hakket
- 2 modne avocadoer, skrællet og hakket
- 1 tsk limeskal, fintrevet
- 1 tsk citronskal, fint revet
- ½ kop frisk limesaft
- ⅓ kop honning
- ¼ kop mandler, hakkede
- ½ kop citronsaft

INSTRUKTIONER:
a) Blend alle ingredienser indtil glat.
b) Hæld moussen i 4 portionsglas.
c) Stil på køl i 2 timer før servering.
d) Pynt med nødder og server.

98. Chili og valnødderuller

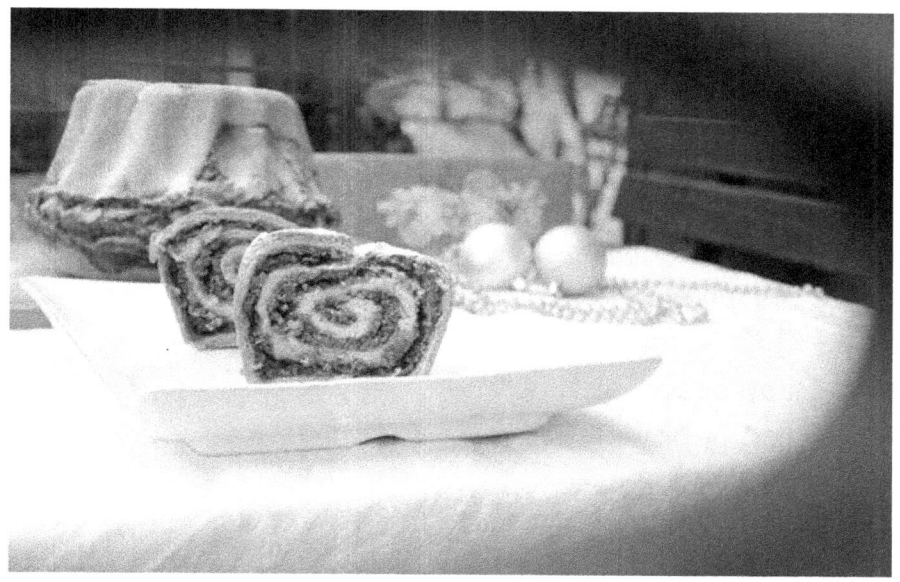

Gør: 2-3 portioner

INGREDIENSER:
- 2 gulerødder, hakket
- 1 spsk citronsaft
  - 5 ark nori, skåret i lange strimler
- 1½ dl valnødder
- ½ kop surkål
- 5 soltørrede tomater, udblødte
- ¼-½ frisk chili
- ½ kop oregano, frisk
- ¼ rød peber

INSTRUKTIONER:
a) Puls valnødderne i en foodprocessor til de er groft hakkede.
b) Blend gulerødder, soltørrede tomater, chili, oregano, peber og citron i.
c) Fyld en skål halvt med dippen.
d) Til en stribe nori tilsættes 3 spsk nøddedip og surkål.
e) Rul det op.

99. Helbredende æbletærte

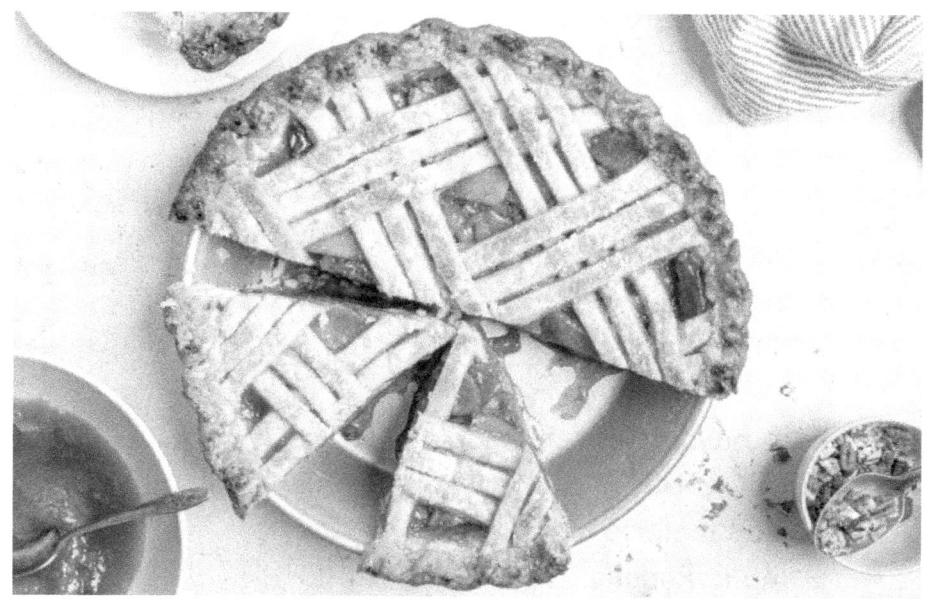

Gør: 8

INGREDIENSER:
TIL ÆBLERNE:
- 8 æbler, udkernede, skrællede og skåret i tynde skiver
- 16 spsk kokossukker
- 2 spsk majsmel
- 1 tsk vaniljeekstrakt
- 1 tsk kokosolie
- 1 tsk stødt kanel
- Knib havsalt efter smag

TIL KÆRKET:
- $1\frac{1}{4}$ kop malede mandler
- $\frac{1}{4}$ kop kokosolie
- $1\frac{1}{4}$ kop glutenfrit mel
- Vand efter behov

INSTRUKTIONER:
TIL ÆBLERNE:
a) Kom æbler, kokosolie, kokossukker, vanilje, kanel og salt i en gryde med låg.
b) Lad det koge ved lav varme under omrøring af og til i cirka 20 minutter.
c) Opløs majsmelet i en lille skvæt vand i en lille skål.
d) Tilsæt majsmel og vandblandingen og bland godt.
e) Når æblerne er tykne, sluk for varmen.

TIL KÆRKET:
f) Forvarm ovnen til 180 grader Celsius.

g) Bland alle ingredienser i en stor skål sammen med vand, indtil det danner en fast dej.
h) Del dejen i to og kom halvdelen i et smurt tærtefad. Brug fingrene til forsigtigt at trykke den hen over bunden og op ad fadets sider.
i) Læg et stykke bagepapir på et bord, og brug en kagerulle til at rulle den resterende dej ud til en rund form, der er stor nok til at dække tærten.
j) Når du har dette klar, overføres æbleblandingen til tærtebunden.
k) Læg nu det øverste lag af wienerbrød oven på tærtebunden.
l) Brug fingrene til at fastgøre det øverste lag skorpe oven på skorpen ved at trykke ned på alle kanterne omkring tærten, og sørg for, at de er ordentligt forseglet.
m) Brug en kniv til at lave en lille slids i midten af toppen af tærtebunden.
n) Bages i omkring 30 minutter, indtil kageskorpen er fast at røre ved og gyldenbrun.

100. Makroner med kokos og appelsinvand

Gør: 14

INGREDIENSER:
- 3 kopper usødet strimlet kokosnød
- 4 spsk uraffineret sukkerrørsirup
- 4 spsk kokosolie, smeltet
- 1 tsk Orange Blossom Blomstervand
- Ristede mandler, til servering

INSTRUKTIONER:
a) Blitz kokosnødden i en foodprocessor, indtil den er brudt ned i meget små skiver. Lad lidt tekstur.
b) Tilsæt sirup, olie og blomstervand. Blitz indtil godt blandet.
c) Kom blandingen i en skål og stil den i fryseren i 5-8 minutter. Dette vil tillade kokosolien at hærde, så du kan arbejde med blandingen.
d) Mens du venter, tilsætter du 10-12 mandler i foodprocessoren og brækker dem ned i små bidder.
e) Tilsæt 2 teskefulde kokosolie i en gryde og opvarm ved lav-medium, tilsæt nødder og rist i et par minutter, indtil dufter.
f) Test kokosdejen for at se, om den holder sammen, når du presser en lille mængde i håndfladen. Hvis du er klar, klem til små kugler med hænderne. Blandingen er delikat.
g) Læg kuglerne på et serveringsfad og top med appelsinmarmelade og ristede mandler.

KONKLUSION

Når vi afslutter vores rejse gennem "DET GLAD SKIN KØKKEN", håber vi, at du har opdaget den transformerende kraft af ernæring og hudpleje, der fungerer i harmoni. Hver opskrift på disse sider er en fejring af den strålende, sunde hud, der er resultatet af at nære din krop med sunde ingredienser og omhyggelig spisning.

Uanset om du har omfavnet de antioxidantfyldte smoothies, forkælet dig med kollagen-boostende salater eller glædet dig over de omega-3-rige hovedretter, stoler vi på, at disse 100 opskrifter har inspireret dig til at prioritere din huds velvære gennem den mad, du nyder . Ud over ingredienserne og teknikkerne kan konceptet DET GLAD SKIN KØKKEN blive en livsstil – en tilgang, der anerkender sammenhængen mellem det, du spiser, og den skønhed, der stråler indefra.

Mens du fortsætter med at udforske verden af hudpleje gennem ernæring, må "DET GLAD SKIN KØKKEN" være din betroede følgesvend, der guider dig gennem lækre og nærende opskrifter, der understøtter din rejse til glad, glødende hud. Her er til at omfavne synergien mellem mad og hudpleje, og til at svælge i glæden ved at nære din hud indefra og ud. Skål for glad og strålende hud!

www.ingramcontent.com/pod-product-compliance
Lightning Source LLC
Chambersburg PA
CBHW071317110526
44591CB00010B/929